# Acupuntura Pragmática

Um manual prático sobre Vasos Extraordinários e Cronoacupuntura

## Prof. Leonardo Braga PhD



ISBN: 9798642982792

# DEDICATÓRIA

Ao Criador de todas as coisas que me inspira e me acompanha em todos os desafios; e à Sol, minha esposa, que é a Coluna da minha vida.

# Sumário

## Sumário

# AGRADECIMENTOS

Agradeço a todos os meus tutores e mestres que me ensinaram o valor do estudo e do conhecimento. Agradeço aos meus quatro pais que me deram o suporte para chegar até aqui.

# Boas-vindas à Cronoacupuntura Pragmática

A sua escolha está baseada na sua busca pelo conhecimento prático e seguro da arte milenar da acupuntura. Neste sentido, estudaremos os princípios dos Vasos Curiosos, também conhecidos como Vasos Extraordinários ou Vasos Maravilhosos, assim como sua utilização no que tange a cronoacupuntura.

A discussão sobre fisiologia energética clássica presente na acupuntura estaria incompleta se desconsiderássemos os papéis dos Vasos Extraordinários. Enquanto os Vasos Extraordinários são partes de um sistema fisiológico descrito nos textos mais antigos, a teoria dos Vasos Extraordinários e suas estratégias de tratamento envolvem grandes discussões ainda nos tempos atuais. As discussões mais antigas sobre os oito Vasos Extraordinários podem ser encontradas nos capítulos 27, 28 e 29 do Clássico das Dificuldades ou Nan Ching.

A referência sobre a presença e a localização dos Vasos pode ser feita ainda no livro clássico "Medicina Interna do Imperador Amarelo" ou Huangdi Nei Jing, mas todo seu desenvolvimento teórico e clínico e suas aplicações foram encontrados tempos de depois. Portanto, antes é preciso entender melhor a ideia do que seja extraordinário dentro dos seus Vasos Curiosos no corpo. Precisamos lançar esforços na busca por respostas ao longo de um tema de mais 2200 anos. As gerações de acupunturistas desenvolveram diferentes modos de entender e aplicar os conceitos que haviam dos Vasos presentes no corpo, os quais tinham diferentes naturezas dos 12 canais regulares ou canais principais. Com passar dos séculos, os padrões começaram a aparecer com respeito a pontos de acupuntura cujas influências (o Qi) alcançavam um cenário além daqueles encontrados e alcançados nos canais principais. Muitos desses pontos já haviam sido discutidos com referências aos Vasos Extraordinários tanto no Nan Ching quanto no Huangdi Nei Jing.

Eis, um longo um processo que envolve literalmente centenas de anos de prática clínica e de tentativa e erro com uma observação cuidadosa. Eventualmente, o que chamamos de Vasos Extraordinários, um termo que foi provavelmente introduzido no Clássico das Dificuldades. Alguns desses pontos são agora reconhecidos nos textos didáticos da cultura moderna como pontos confluentes dos Vasos Extraordinários, ou ainda pontos de abertura.

A popularização das aplicações da teoria dos Vasos Extraordinários ocorreu somente após a dinastia Yuan, por volta do ano de 1300. Considera-se que Dou Han-Qing foi o primeiro a usar o termo oito pontos de comando, ou pontos mestres, como largamente usados atualmente, enquanto estava decodificando os achados em suas experiências clínicas com os Vasos Extraordinários. Esse desenvolvimento continuou posteriormente na dinastia Ming quando o famoso autor da matéria médica Li Shi-Zhen escreveu "Estudos dos Vasos Extraordinários" adicionou detalhes na descrição dos percursos dos Vasos Extraordinários aos textos já descritos no Nan Ching. Posteriormente, durante a dinastia Qing os pontos e a teoria sobre os Vasos Extraordinários foram estudados e associados à seleção de pontos de acordo com a teoria meia-noite meio-dia e outros estilos de acupuntura.

Ao longo da história do desenvolvimento da teoria dos Vasos Extraordinários a grande questão que se destacava no Nan Ching tem sido considerada como ponto de partida para qualquer instituição.

# Sobre o autor

## Leonardo Gomes Braga Ferreira, PhD

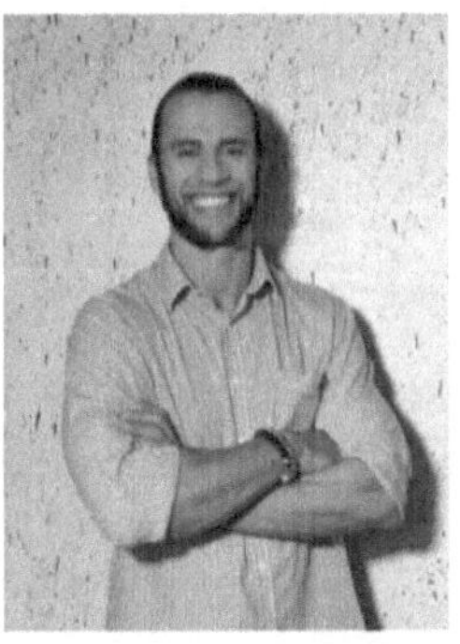

Doutor em Biologia Celular e Molecular pelo Instituto Oswaldo Cruz (Fiocruz) é autor de artigos científicos e capítulos de livros em revistas internacionais indexadas. Fundador e CEO do Instituto Dàomǎ, é pesquisador colaborador em projetos de nas áreas de Medicina Chinesa, Farmacologia, Imunologia e Biologia Celular com ênfase nos seguintes temas: processos inflamatórios, sinalização purinérgica, receptores purinérgicos e receptores de potencial transitório (TRP) no sistema neuroimunoendócrino.

Premiado como Aluno Nota 10 nas modalidades Mestrado e Doutorado ambos oferecidos Fundação de Amparo à Pesquisa do Estado do Rio de Janeiro - FAPERJ.

Dr. Leonardo Braga é Professor e especialista em Acupuntura da família Tung (certificação internacional e membro da World Tung's Acupuncture Association), em Medicina

Tradicional Chinesa pelo Colégio Brasileiro de Acupuntura, Restauração Bioenergética (Acupuntura sem agulhas), Nova Craniopuntura de Yamamoto (YNSA), Acupuntura Japonesa Pediátrica (Shonishin), Acupuntura e Moxabustão Japonesa (Estilos Sawada, Fukaya, Nagano e Manaka), Auriculoterapia Chinesa, Microssistema Punho-Tornozelo, e em Acupuntura Coreana das mãos (Koryo Sooji Chin, certificação internacional).

Currículo *Lattes*:
http://buscatextual.cnpq.br/buscatextual/visuali zacv.do?id=K4463053A4

# Clássico das Dificuldades e os oito Vasos Extraordinários

No capítulo 27 do Clássico das Dificuldades, a seguinte questão foi levantada: se existem oito Vasos Extraordinários os quais não estariam dentro do sistema dos 12 canais principais, qual seria o significado sobre isso?

Essa questão foi respondida com uma lista dos Vasos Extraordinários de acordo com as afirmações que, de fato: eles não estão dentro do complexo dos 12 canais principais. A resposta dentro das discussões presentes nesse livro está na própria concepção original dos Vasos Extraordinários. Ting Te-Yung reafirmou a existências dos 27 "Vasos", ou seja, 12 "Vasos principais" e 15 "Vasos reticulados" como forma de enaltecer o sistema principal de condução de Qi. As funções desses 27 "Vasos" principais seriam o transporte do fluxo de influências (Qi) protetoras e do sangue, os quais estão ligados um ao outro sem interrupção na sua circulação. Por outro lado, o texto clássico diz que os oito Vasos não são pareados aos "Vasos" principais, ou seja, nenhum desses oito Vasos é tocado pelo movimento das influências que circulam através dos 12 "Vasos" principais. Por essa razão são chamados de Vasos Extraordinários. Yang ressaltava que o termo não pareado no clássico significa, na verdade diferente, que esses oito Vasos não pertencem ao sistema de recolhimento dos conteúdos entre os 12 Vasos. Eles constituem vias que se que avançam separadamente. Eles são diferentes dos "Vasos" principais, por isso Vasos não pareados. Os 12 "Vasos" principais e os 15 "Vasos colaterais" mantêm uma circulação de qi não paralela aos oito Vasos Extraordinários.

Os Clássicos explicam essas diferenças peculiares através de metáforas:

"É assim. Os sábios da antiguidade planejaram e construíram valas e reservatórios e mantinham abertos os cursos d'água com a finalidade de estarem preparados para qualquer extraordinário. Quando a chuva torrencial que caía do céu, as valas e os reservatórios enchiam. Em tempos assim quando os dilúvios se precipitavam violentamente nem mesmo os sábios poderiam fazer planos de novo; por isso eles tinham de estar preparados. Aqui organismo, quando os Vasos reticulares estão cheios a ponto de transbordar, Nenhum dos Vasos principais pode recolher nem um pouco do conteúdo, é somente então que o conteúdo em excesso destes Vasos verte nos condutos Vasos não pareados."

Capítulo 27 - *Nan Ching*

Já os capítulos 28 e 29 do Nan Ching retornaram ao conceito sobre Vasos Extraordinários. O Capítulo 28 descreve o percurso geral dos Vasos Extraordinários e o Capítulo 29 descreve patologias específicas associadas a cada um dos oito Vasos Extraordinários.

Como forma de resumir os conceitos adaptados ao longo do século temos:

1. Os oito Vasos Extraordinários são algo totalmente diferente. A própria natureza estrutural dos mesmos difere dos canais regulares.

2. Oito canais principais não fluem para os membros superiores. Entretanto, conexões indiretas via canais principais permitem que o qi dos membros superiores possa ser influenciado pelos Vasos Extraordinários.

3. Os oito Vasos Extraordinários fluem somente no sentido inferior-superior do corpo. É possível considerar um paralelo entre os padrões de fluxo linfático e intersticial em direção ao coração. O percurso do Vaso da Cintura é uma óbvia exceção a esse princípio.

4. Vasos Extraordinários não possuem uma conexão direta com o sistema Zang Fu.

5. Os oito Vasos Extraordinários não possuem regiões cutâneas, canais tendino musculares, ou canais divergentes.

6. As funções básicas dos Vasos Extraordinários são de lidar com o fluxo exagerado de energia e sangue provenientes do sistema de canais principais.

7. Os Vasos Extraordinários não cabem dentro de um escopo regulatório do sistema de canais.

O uso do sistema de águas como uma metáfora do vaso no Clássico das Dificuldades é significante naqueles pontos fisiológicos onde os Vasos Extraordinários estão funcionando. O conceito de fluidos pelo corpo é mencionado em diversos contextos. A função do Tai Yin, por exemplo, é a de manter habilidade dos fluidos e sangue quanto à nutrição. O sistema Tai Yang, especialmente quanto à transformação de qi pela bexiga, é responsável por regular os fluidos através do corpo de um modo geral. Existe uma importante função em manter o volume líquido dos fluidos como um suporte da sua conexão com o Rim Shao Yin e o portão da vitalidade. Já o sistema Shao Yang desenvolve a ideia de que o triplo aquecedor funcione como uma via para o movimento dos fluidos e uma fonte do qi pelo corpo.

---

*Então, se há nos clássicos um perfil fisiológico da circulação dos fluidos e do Qi, como se encaixam os Vasos Extraordinários?*

---

Os oito Vasos Extraordinários representam oito princípios fisiológicos básicos que funcionam independentes fora do escopo dos canais principais. Estes oito Vasos, no entanto, estão associados com algumas partes no corpo. Eles não são apenas fixos e definidos como "Vasos". Para entender esse conceito seria interessante voltar por um momento às terminologias do chinês original.

O termo *qi jing ba mai* pode ser traduzido também como de forma mais literal: canais extraordinários dos oito Vasos. Em outras palavras, existem, na verdade, dois termos dentro de um próprio conceito: canais extraordinários e oito Vasos. Os canais por si só podem ser inúmeros, enquanto que os oito Vasos são descritos como 8 categorias gerais, os quais estão agrupados para facilitar o entendimento funcional. Os oito agrupamentos representam tendências gerais dentro de um sistema de circulação de fluidos. Lembre-se de que esta regulação do sistema de fluidos é considerada a parte do fluxo dos canais principais.

Então, você pode se perguntar "O que significa dizer a parte do fluxo dos canais principais?". Uma forma de entender isto, é pensar como uma representação de um entendimento clássico de um movimento lento dos fluidos intersticiais e possivelmente do fluido cérebro-espinhal. Ainda, esses fluidos estão à parte do fluido sangue, dos Vasos linfáticos e dos órgãos.

---

Os oito agrupamentos representam tendências gerais dentro de um sistema de circulação de fluidos.

---

Mais especificamente, a definição de Vasos Extraordinários aproximando-se do conceito do movimento intersticial, podemos ver como eles se diferem dos canais principais. Eles agem como um reservatório sem uma via ou percursos diferentes definíveis. É importante também vê-los em relação ao próprio conceito atribuído ao triplo aquecedor, que é uma via importante para fluidos e da energia original (yuan qi), enquanto os Vasos Extraordinários regulam o movimento daquelas vias que integram o triplo aquecedor. O Triplo aquecedor é uma localização, enquanto que os Vasos Extraordinários estão espalhados e difusos, porém com uma função reguladora. Fluidos intersticiais são um meio pelo qual o triplo aquecedor é regulado. Esses fluidos possuem uma estreita relação com sangue através das paredes dos Vasos e agem como um reservatório de qi interagindo constantemente com os 12 canais principais.

Utilizando novamente de uma metáfora para melhor compreensão. Enquanto os 12 principais podem ser entendidos como rios que passam por entre as montanhas, os Vasos Extraordinários estariam mais para o lagar nas terras baixas. Na primavera, quando a corrente dos rios está cheia, esses lugares absorvem o excesso de água. Enquanto que em tempos de escassez esses reservatórios agem como uma fonte de suprir as demandas do volume de água dos rios. Através do ano, a água dentro das correntezas e todos os organismos vivos constantemente interagem com essas terras baixas.

---

O Triplo aquecedor é uma localização, enquanto que os Vasos Extraordinários estão espalhados e difusos, porém com uma função reguladora.

---

Como farmacêutico e cientista, a primeira impressão que obtive ao ler o Nan Ching a respeito dos oito Vasos Extraordinários foi a figura de uma solução tampão. Segundo o dicionário Michaelis, uma solução tampão é uma "mistura de ácido fraco com um sal de base forte ou mistura de um sal de base fraca com um ácido forte, de modo a estabilizar o pH em líquidos orgânicos". Em outras palavras, um sistema tampão, como os Vasos Extraordinários, é capaz de fornecer condições ao meio em questão (o organismo) de alcançar um determinado estado de equilíbrio dinâmico (pois a vida saudável requer para tanto movimento de Qi).

Os oito Vasos Extraordinários representam um importante aspecto no contexto geral no qual estão inseridos e operam os 27 canais: 12 principais e 15 colaterais. Grande destaque para o conceito clínico e sua aplicação dos oito Vasos Extraordinários está na possibilidade de grupos de canais afetados pela presença de uma doença ou padrões que desafiam qualquer explicação dentro do conceito de canais. Além disso, o diagnóstico dos oito parâmetros por vezes é incapaz de trazer luz à questão clínica. Logo, é necessário usar algo "extraordinário".

---

Em outras palavras, um sistema tampão, como os Vasos Extraordinários, é capaz de fornecer condições ao meio em questão (o organismo) de alcançar um determinado estado de equilíbrio dinâmico (pois a vida saudável requer para tanto movimento de Qi).

---

# Funções dos Vasos Extraordinários

As funções gerais dos Vasos Extraordinários são manter as conexões entre os canais principais, enquanto também promove e impulsiona a recuperação do organismo diante de uma doença.

Embora as funções dos Vasos Extraordinários sejam dinâmicas e estruturais, suas funções não podem ser confundidas com as funções do Triplo Aquecedor. Enquanto o Triplo Aquecedor mantém as vias dos fluidos e do qi original através dos órgãos e da periferia do corpo, os Vasos se comprometem com um importante aspecto funcional dos fluidos dentro de suas próprias vias. Pelo que os fluidos são um meio através do qual o qi original é transportado, mas para os Vasos Extraordinários os fluidos são um meio de conexão e integração. Embora o triplo aquecedor e os Vasos Extraordinários sejam diferentes, torna-se difícil separá-los completamente em termos conceituais.

Além disso, devido à sua abrangência e à natureza sistêmica dos Vasos Extraordinários, a clara delimitação das funções específicas exercidas por cada um dos oito Vasos também pode ser difícil alcançar. Assim, antes de considerar as funções dos Vasos individualmente, seria importante resumir algumas características e princípios gerais para aplicar aos Vasos como um todo.

Os Vasos Extraordinários integram o sistema de canais como uma série de lagos. Este é um conceito introduzido anteriormente que assemelha os Vasos Extraordinários como reservatórios dentro dos quais um excesso de fluxo transborda. A partir disso, o qi e os fluidos que compõem o sangue podem ser drenados em momentos de necessidade. Além disso, quando pensamos nos Vasos Extraordinários como reservatórios, é também importante ter em mente que esses reservatórios possuem funções integradoras: facilitam a integração constante entre os canais regulares 12 canais principais e os 15 colaterais. Esse efeito funciona como uma dinâmica teia de Qi.

Textos antigos também assemelham os Vasos Extraordinários como uma teia de pequenos lagos ou canais que circundam grandes rios. Em momentos de alteração de pressão nesses canais principais, o qi e o sangue fluem para os Vasos Extraordinários. Quando a pressão está em baixa, esses reservatórios preenchem sua deficiência. Contudo, assim como o Zheng qi pode fluir para os Vasos Extraordinários, o qi patogênico também o faz. Se existir uma deficiência em canais, o qi patogênico pode migrar para o interior dos Vasos Extraordinários como uma poluição, um contaminante, semelhantemente a um assoreamento. Dessa forma, o fluxo torna-se irregular nos Vasos Extraordinários o que faz com que haja a possibilidade de seus envolvimentos em doenças crônicas.

---

Os Vasos Extraordinários são reservatórios dentro dos quais um excesso de fluxo transborda. A partir disso, o qi e os fluidos que compõem o sangue podem ser drenados em momentos de necessidade.

---

Os Vasos Extraordinários também agem como um sistema suplementar quando o sistema de canais regulares funciona irregularmente. Quando os canais principais estão incapazes de desempenhar eficientemente suas funções os Vasos Extraordinários podem temporariamente ou permanentemente agir como canais auxiliares. Por exemplo, em casos onde haja remoção de órgão ou membros, os Vasos exercem funções dos canais principais até quando for possível. Por outro lado, uma situação mais rotineira de bloqueio das vias dos canais principais, a sensação do qi pode fluir através das "vias alternativas", ou seja, dos Vasos Extraordinários.

Essa tendência do qi e do sangue para dentro dos Vasos Extraordinários em situação de bloqueio pode ser entendida através do conceito de resistência elétrica. O movimento de elétrons em um sistema tende a fluir em direção a uma área de menor resistência. Dessa forma, podemos presumir que o fluxo nos 12 canais principais se desencadeia normalmente porque a uma menor resistência ao fluxo energético. Quando há estase de qi e de sangue, o fluxo energético sairia dos canais principais para dentro dos Vasos Extraordinários. Isso não quer dizer que o qi dentro dos canais seja equivalente ao fluxo de eletricidade; ao invés disso, a metáfora é usada para facilitar o entendimento de como o qi se move pelo organismo. Existem muitas formas de definir a qualidade do qi na medicina chinesa. Pensemos em um sentido mais abrangente e de forma simples.

Uma observação deve ser feita. Um caso particular: o bloqueio de energia através dos canais principais pode levar a um novo padrão fisiológico a parte nas vias dos canais principais. Se há um fluxo anormal de energia e sangue por um longo tempo, há possibilidade de que os Vasos Extraordinários sejam afetados. Então, seria difícil restabelecer a circulação normal dos canais. Simplesmente removendo o bloqueio de Qi/Xue por ser insuficiente. Essa é outra razão pelo qual um tratamento dos Vasos Extraordinários deveria ser considerado durante o processo de recuperação de doenças crônicas ou de condições em que haja muitos canais principais afetados.

Esse bloqueio de canais comumente está na falta de distensão ou radiação do percurso dos canais durante o tratamento com acupuntura. Ainda, poderia ser usado para descrever a condição pelo qual o percurso de um canal que se manifesta com dor ou dormência. O termo *bloqueio* em chinês quer dizer literalmente que "não se abre" ou "se conecta". Fundamentalmente, um canal bloqueado possui deficiência de movimento de Yang qi. A causa para isso pode ser submetida pela deficiência ou pelo excesso de uma estagnação ou estase. Em outro sentido, a circulação de qi e sangue ao longo dos canais está comprometida. Como consequência, há falta de nutrição dos músculos e dos nervos.

No contexto da fisiologia clássica chinesa os efeitos para deficiência de nutrição não são somente locais, mas também possuem um efeito sistêmico via sistema de canais. Quando as extremidades que estão comprometidas, os órgãos estarão também afetados. Quando o qi e o sangue fluem para fora do sistema de canais e através dos Vasos Extraordinários, haverá uma ocorrência de deficiência. O Qi, o sangue e os fluidos, ou seja, um número grande de informações que são normalmente passados ao longo de canais saudáveis podem sofrer dessa carência do fluxo suave ou de bloqueio. Quando os Vasos Extraordinários agem como o sistema suplementar em caso de comprometimento do fluxo do Qi, eles são incapazes de igualar completamente as funções normais dos canais principais.

---

Fundamentalmente, um canal bloqueado possui deficiência de movimento de Yang qi. A causa para isso pode ser submetida pela deficiência ou pelo excesso de uma estagnação ou estase. Em outro sentido, a circulação de qi e sangue ao longo dos canais está comprometida. Como consequência, há falta de nutrição dos músculos e dos nervos.

---

Dentro do sistema de Vasos Extraordinários cada um dos oito Vasos Extraordinários possuem funções específicas. Enquanto o sistema como um todo age como um regulador e integrador de funções descritas acima, é melhor se entender pela consideração das áreas do corpo que tradicionalmente estão associados às suas vias aos seus trajetos. Isso quer dizer que diferentemente dos canais principais, os Vasos Extraordinários não possuem vias estritamente definidas. Ao invés disso, os livros textos mostram seus trajetos poderiam ser considerados como campos de influência em uma região.

# Vaso da Concepção: Rèn 任脈

Ambos Vasos Governador e vaso da Concepção são considerados como frutos de uma mesma origem. Em mulheres, a origem está no útero e em homens a origem está em uma área ao redor dos testículos ou próstata. Alguns teóricos descrevem que ambos os Vasos ascendem do portão da vitalidade tanto no homem quanto na mulher. Nesses casos, esses Vasos correm ao redor do abdômen e da coluna e são considerados como o fruto da fonte pré-natal fundamental: o reservatório da Essência (yin) e do fogo do portão da vitalidade (Yang).

O vaso da Concepção é o encontro do Yin que sobe do centro do abdômen até encontrar a região da garganta e dos olhos. Como um vale entre montanhas, o vaso da Concepção coleta componentes com atributos yin, assim como o sangue. Eles serão amadurecidos. É preciso ressaltar que esse não é um vaso "simplesmente", mas representa uma tendência anatômica e fisiológica da área. Devido à localização do vaso da Concepção, ele está associado a funções similares daquelas dos três canais Yin da perna, que tem caminhos paralelos. Portanto, quando se diz que o vaso da Concepção está ligado a todos os canais regulares yin, isso tem uma relação funcional particularmente íntima entre o *Shén*, o *Gan* e o *Pi*.

O caractere chinês para vaso da Concepção 任 significar aceitar, ou responde à responsabilidade, ao ter controle. Isso quer dizer que esse vaso extraordinário está responsável pela nutrição e desenvolvimento do feto, e que o radical para o "Ser humano" ao lado de esquerdo desse caractere por um radical para mulher cria um significado de gravidez. Assim para a maioria dos leitores de chinês, dentro do carácter para vaso da Concepção existe um significado harmônico para gestação.

Os Vasos da Concepção e Governador são únicos dentre os Vasos Extraordinários. A mais clara diferença entre esses Vasos está no fato de que eles possuem pontos próprios. Contudo, eles também possuem Vasos colaterais, enquanto que os outros seis Vasos Extraordinários não os possuem.

É preciso ressaltar que o Rèn (任脈) representa uma tendência anatômica e fisiológica da área. Devido à localização do Rèn (任脈), ele está associado a funções similares daquelas dos três canais Yin da perna, que tem caminhos paralelos. Portanto, quando se diz que o vaso da Concepção está ligado a todos os canais regulares yin, isso tem uma relação funcional particularmente íntima entre o *Shén*, o *Gan* e o *Pi*.

Alguns textos também se referem ao Vaso da Concepção como o Mar do Sangue, um termo que é aplicado ao Vaso Penetrador (Chong Mai). Embora o Vaso Penetrador tenha uma função de irrigar de sangue os órgãos internos, ambos os Vasos sejam associados a funções do útero. Entretanto, na clínica às vezes se torna difícil separar os Vasos Penetrador e o da Concepção. Além disso, o colateral do vaso da Concepção ocorre no VC15, em direção ao coração e ao estômago, ou seja, há funções circulatórias e digestivos atribuídas ao Vaso da Concepção.

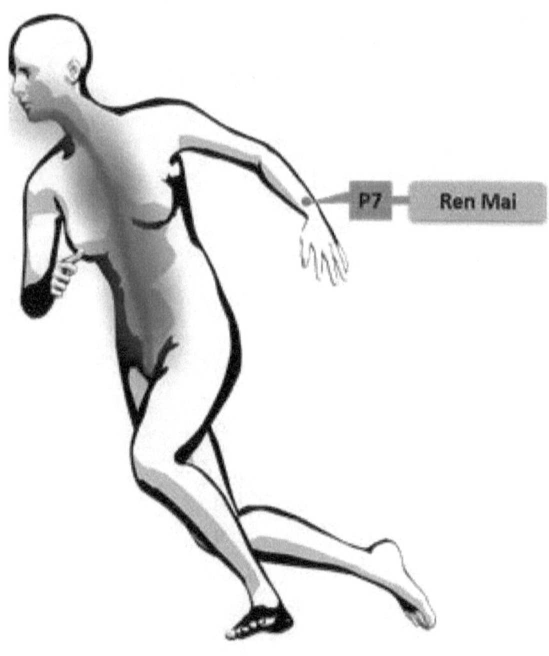

# Vaso Governador: Du 督脈

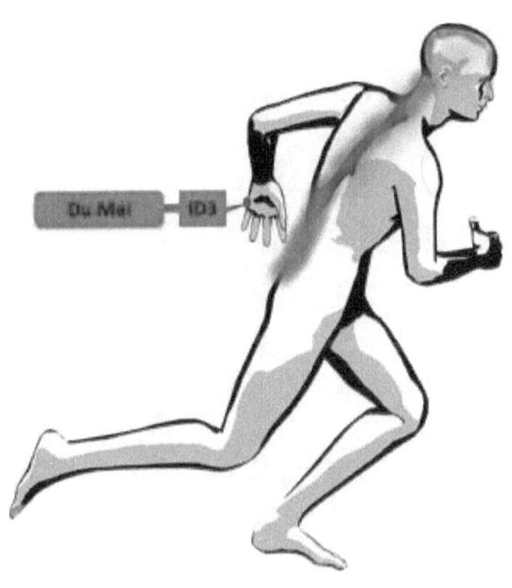


Como mencionado acima, os Vasos da Concepção e do Governador se originam de um mesmo local. Antes o vaso Governador desce para genitálias e se encontra com vaso da Concepção. É interessante que alguns teóricos apresentam o Vasos da Concepção e o Vaso Governador como dois aspectos de um mesmo Vaso. De fato, no livro Exames dos Vasos Extraordinários, Li Shi-Zhen descreve um ramo anterior, como um colateral que perpassa mais profundamente ao vaso da Concepção. O vaso Governador termina por entrar no cérebro no ponto VG16 (*feng fu*). O caractere do vaso Du (督脈) significa submeter ou governar, e a esse vaso é considerado o governo especificamente e regulação do aspecto Yang de todo o corpo.

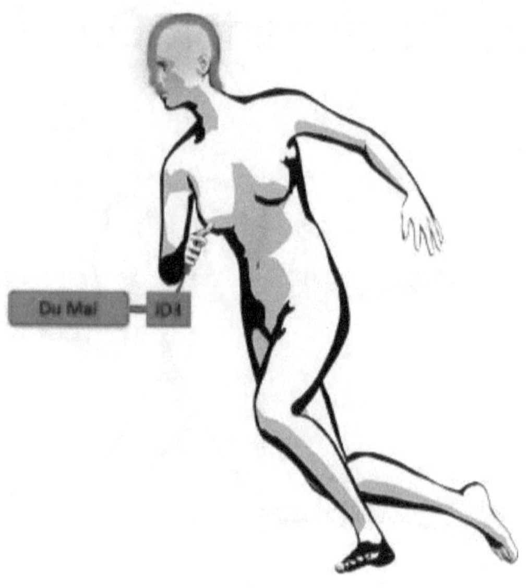


O Vaso Governador possui também dois colaterais que viajam ao longo dos dois lados da espinha. Os pontos laterais a meia distância do vaso Governador, que são conhecidos como pontos Hua Tuo Jia Ji, estão localizados na verdade no vaso colateral. O Vaso Governador possui uma relação com uma perda ou carência de movimento em quaisquer partes do corpo incluindo casos de paralisia.

É preciso ressaltar e ter em mente a via por onde passa o vaso Governador:

1. O vaso possui um ramo imediato a frente da uretra, útero e testículos

2. O vaso Governador entra diretamente no cérebro no ponto VG16

3. Os pontos de Hua Tuo Jia Ji São pontos que estão de fato localizados sobre um colateral do vaso Governador.

# Vasos Yin e Yang do Caminhar

Entre os oito Vasos Extraordinários, ambos Vasos do caminhar e de ligação consistem em pares Yin-Yang. O termo "*Qiao*" (蹺) significa contração e relaxamento de músculos, mas comumente nas pernas. Isso porque em alguns textos está traduzido como vaso do calcanhar. Os Vasos do Caminhar são associados com agilidade e são considerados como mantenedores do equilíbrio dinâmico muscular Yin-Yang. Assim como os Vasos da concepção de Governador, os Vasos do Caminhar conectam-se um ao outro. Enquanto os Vasos Governador e da Concepção se encontram no períneo, os Vasos do Caminhar se entre os
Vasos de Ligação, os quais não se encontram nos olhos. Isso é uma das diferenças encontram.

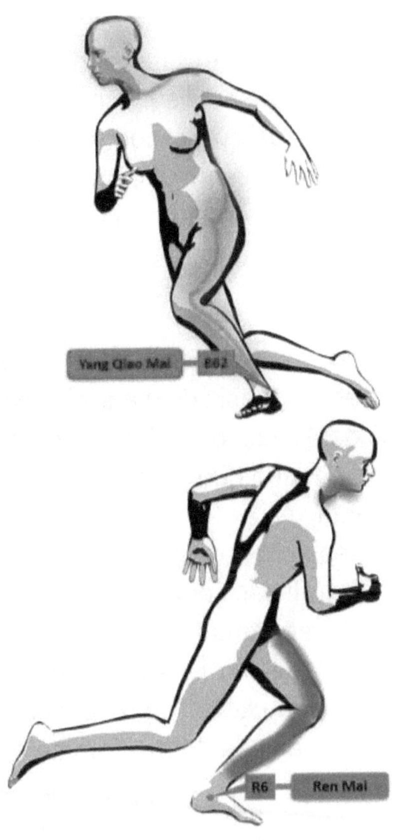
Yang Qiao Mai    B62
R6    Ren Mai

As vias dos Vasos do Caminhar são frequentemente associadas aos movimentos dos membros inferiores. Embora caminhar está para o termo Qiao, o termo na verdade significa levantar as pernas ou manter-se na ponta dos dedos. Entretanto, a ideia de que esses Vasos coordenam o movimento de caminhar é útil. Uma outra tradução comum, se refere ao salto, como se fosse o movimento de saltar que necessita dos Vasos do Caminhar.

De fato, o propósito para esses Vasos deveria ser a abrangência de mais informações para incluir uma coordenação cuidadosa do movimento dos músculos em qualquer parte do corpo humano. Em geral, esta é a função dos Vasos Qiao: coordenar esses movimentos musculares complexos. A relação entre os dois Vasos do Caminhar pode ser entendida considerando-se o fato de que quando um músculo enrijece, o outro precisa estar afrouxado para providenciar um movimento na amplitude de movimento mais livre.

O vaso Yang Qiao integra os 3 canais Yang da perna assim como o Yang ming do braço. Já o canal o vaso Yin Qiao está associado aos canais shao yin, tai yin, tai Yang da perna. Todos esses canais viajam até a face, o que se presume que os Vasos do Caminhar estão associados ao movimento facial. Além disso, o vaso Yang Qiao ser considerado aqueles que penetra no canto externo do olho enquanto vaso Yin Qiao entrar no canto interno do olho. Ambos os Vasos estão associados ao movimento e as funções oculares. Além disso, essa função inclui o abrir e fechar dos olhos em um ritmo saudável de sono e vigília.

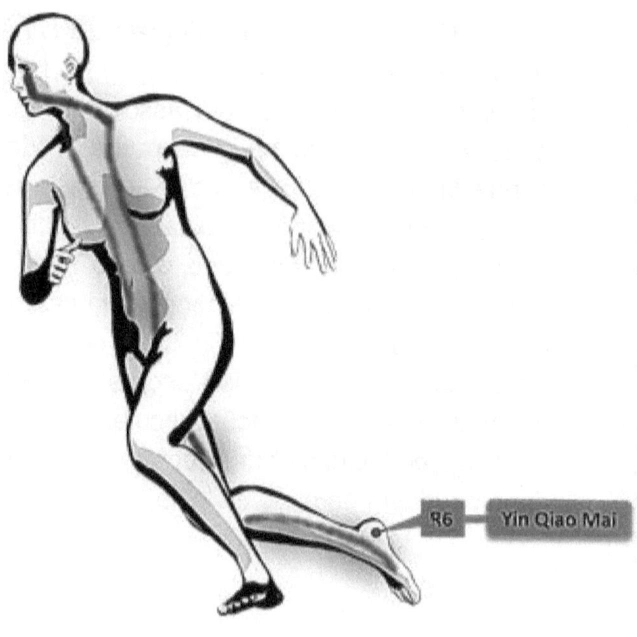
R6
Yin Qiao Mai

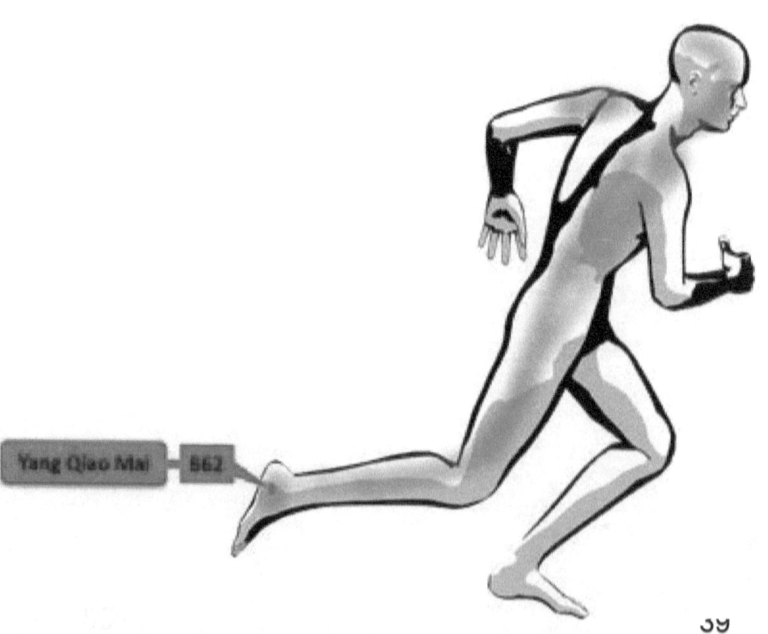
Yang Qiao Mai
B62

> Em geral, esta é a função dos
> Vasos Qiao: coordenar esses
> movimentos musculares complexos.

Um outro conceito importante deveria ser adicionado à interpretação tradicional das funções dos dois Vasos do Caminhar assinalados acima. Existe um aspecto muscular interno das conjunções de coordenação do movimento dos músculos entre os múltiplos canais tendino musculares. Isso está mais ao vaso Yin Qiao e envolve o movimento dos músculos internos e ao redor dos órgãos internos. Na fisiologia moderna, esses grupos musculares são considerados involuntários e consistem de tecido muscular liso. Experiências clínicas indicam que a função desses músculos poderia também afetar ser afetada pela estimulação de pontos associados ao vaso Yin Qiao.

O ponto mais importante que é necessário lembrar a respeito dos Vasos do Caminhar está no conceito de integração das funções e do movimento entre os canais tendíneos de mais de um canal principal. Igualmente, muitos textos modernos enfatizam a associação do vaso Yang Qiao com a abdução muscular e o vaso Yin Qiao com adução muscular, embora eles não mencionam a habilidade do Yin Qiao na promoção dos movimentos peristálticos. Um destaque está nos múltiplos canais estão envolvidos em problemas ao longo do trato gastrointestinal desde a garganta até os intestinos.

---

Muitos textos modernos enfatizam a associação do vaso Yang Qiao com a abdução muscular e o vaso Yin Qiao com adução muscular, embora eles não mencionam a habilidade do Yin Qiao na promoção dos movimentos peristálticos.

---

| | |
|---|---|
| Yang Qiao | Vesícula Biliar, Bexiga, Estômago, Intestino Grosso, Lateral dos Olhos |
| Yin Qiao | Rim, Baço, Bexiga, Lado interno dos olhos |

# Vasos Yin e Yang de Ligação

O vaso de ligação Yang Wéi está associado aos 3 canais Yang do braço, três canais Yang da perna, ao vaso Governador e ao vaso Yang do caminhar. O vaso de ligação Yin Wéi está associado com os três canais Yin da perna e ao vaso da Concepção.

O caractere chinês *Wéi* (维) significa conectar, amarrar, integrar ou manter, embora seja sua tradução mais conhecida nesse seja ligação. De modo interessante, também pode significar resguardar ou manter em segurança. Enquanto os oito Vasos Extraordinários sejam considerados, em um contexto geral, como reservatórios integradores de um fluxo energético anormal advindo dos canais regulares, a função específica dos Vasos *Wéi* é integrar a lenta irrigação de aspectos Yin e Yang dentro das áreas de sobrefluxo.

O capítulo 28 do Clássico das Dificuldades descreve os Vasos de Ligação como uma rede integradora do corpo que influencia e integra regiões que não são irrigadas pelos os canais principais. Nessas áreas que não fazem parte da circulação e irrigação energética dos canais regulares requer, no entanto, uma estimulação de aspecto Yang e nutrição de aspectos yin. A função dos Vasos de Ligação é integrar a distribuição de aspectos Yin e Yang. Mais especificamente, harmonizar a distribuição de Yin e Yang por múltiplos canais em pequenas áreas. Os Vasos de Ligação não proporcionam a estimulação Yang e nutrição de Yin por eles próprios; ao invés disso eles integram a distribuição de componentes Yin e Yang aos canais principais.

A habilidade dos canais principais em prover

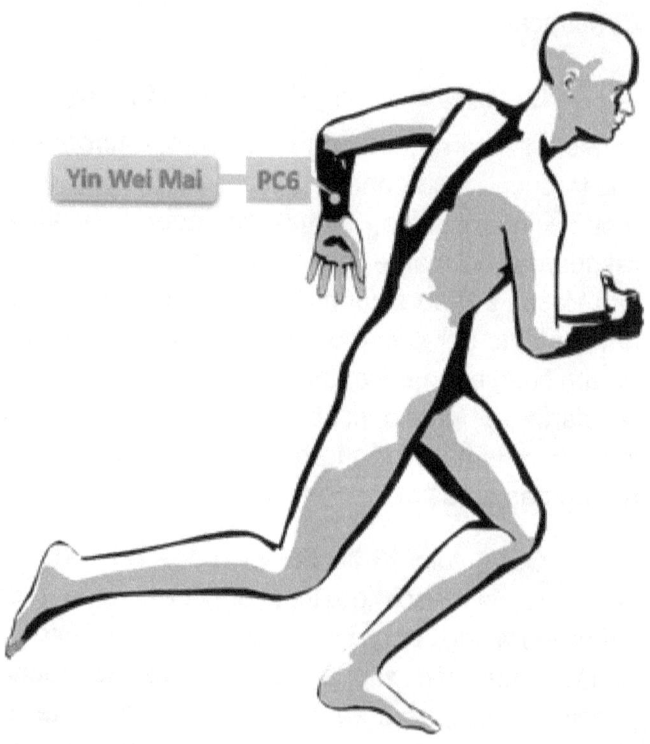


estímulo Yang e nutrição dos aspectos Yin a áreas externas do corpo além dos seus limites envolve a circulação ao nível de colaterais pequenos. Ambos

Vasos de Ligação são influenciados por ponto de comando os quais são os pontos colaterais (Luo). O Vaso Yang Wéi possui o ponto de comando TA5, o que é o colateral do triplo aquecedor. Vale ressaltar o triplo aquecedor como uma das vias de circulação de fluidos, enquanto os Vasos Extraordinários com atribuições energéticas desses fluidos. O triplo aquecedor é também um caminho para o qi original. É através dos colaterais que o qi original migra em uma rede integradora de circulação Yang que é sustentado pelo Vaso Yang Wéi. De fato, essa poderia ser uma razão pela qual o nome do ponto TA5 (*wài guan*) - portão exterior: é o portão pelo qual os aspectos Yang circulam através dos colaterais.

Similarmente, o Vaso Yin Wéi harmoniza o fornecimento de aspectos nutricionais Yin através de um nível de circulação de colaterais de minutos. Seu ponto de comando PC6 (*nèi guan*), também é um ponto colateral, e é conhecido como o portão interno. O ponto PC6 é o ponto colateral do pericárdio, um órgão do nível jué Yin repleto de sangue (yin). Os colaterais do nível jué Yin são um local onde o fornecimento abundante de aspecto Yin entra em um nível mais profundo no organismo. O Vaso Yin Wéi é carregado com a provisão harmonizante de fornecimento de aspectos Yin entre os múltiplos canais. Esse o significado preciso quando consideramos a abrangência clínica das aplicações do ponto PC6.

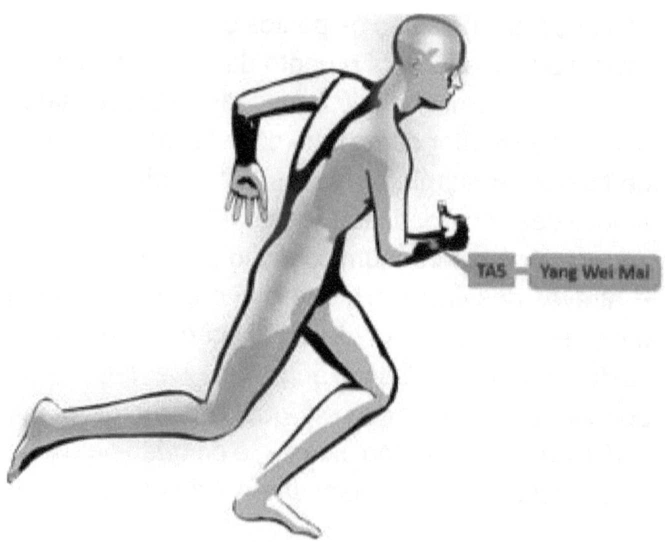


Em suma, os Vasos de Ligação integram a provisão de Yin e Yang de múltiplos canais para regiões do corpo além do alcance da pequena circulação. Os Vasos Yang Wéi extraem sua habilidade de irrigar áreas externas aos canais principais desde o qi original (colateral do nível shao Yang), enquanto que o Vaso Yin Wéi o faz de um reservatório de sangue (aspecto Yin mobilizado pelo colateral do nível jué yin).

O Clássico das Dificuldades escrito durante o segundo século antes de Cristo foi o ponto de partida para a descrição dos Vasos Extraordinários. Somos agraciados atualmente por mais de dois mil anos de discussões e experiências de estudiosos chineses ao interpretar e reinterpretar tais passagens, procurando desenvolver novas formas de aplicá-los à clínica.

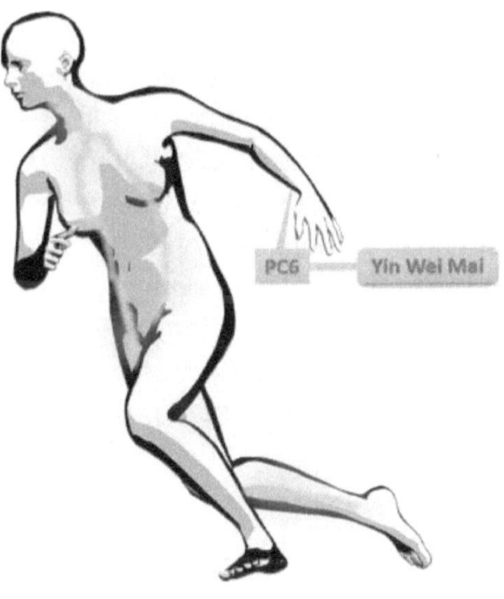


Como é feito, algumas pequenas passagens do Clássico das Dificuldades a respeito da natureza dos Vasos de Ligação foram uma semente plantada na mente de diversas gerações de acupunturistas. Ao considerar o par de Vasos de Ligação, há especulação e uma exploração clínica sobre as áreas nas quais todos os Vasos Extraordinários estariam agindo. Por exemplo, alguns estudiosos após o Clássico das Dificuldades descreveram um processo através do qual doenças crônicas seriam capazes de entrar nos Vasos Extraordinários, então desenvolveram tratamentos efetivos que traziam esses conceitos em conta. Semelhantemente, isso foi através da frase "o excesso ou transbordamento energético não é circulado e irrigado por diversos canais regulares". Um conceito proposto de que os Vasos Extraordinários funcionam como um local que modula a região os fluidos intersticiais. Curiosamente, recentemente o Interstício foi categoria com um órgão na Ciência ocidental, cujas atribuições fisiológicas não foram elucidadas completamente, embora se propõe desde então que tal órgão seria uma via importante para migração de células metastáticas e na formação de edemas (Petros C. Benias *et al*, 2018). Mesmo assim, teorias e conceitos necessitam de suas validações na prática clínica.

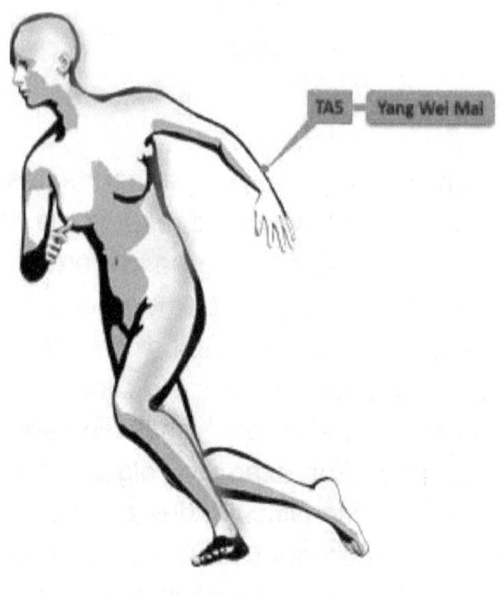

É possível considerar uma das funções dos Vasos de Ligação como a de promover áreas externas à circulação energética promovida pelos canais principais, embora podemos considerar tal função aos Vasos Extraordinários como um todo. Podemos considerar os Vasos com um Sistema.

| | |
|---|---|
| Yang wei | Todos os canais Yang, Vaso governador e Yang Qiao |
| Yin Wei | Todos os canais Yin da perna, Vaso da Concepção |

# Vaso Chong Mai

Vaso Penetrador é visto algumas vezes como um colateral do canal do rim, o qual passa ao longo da via do canal do estômago. Através de uma revisão superficial desse vaso, revela-se que muitos dos pontos confluentes estão localizados no canal do rim, especialmente no abdômen. É preciso notar que algumas das funções do Vaso da Concepção se sobrepõem ao Vaso Penetrador em aplicações Clínicas. O Vaso da Concepção é responsável pela concepção e função ovariana das mulheres e, em geral, está associado a aspectos Yin de reprodução de ambos os sexos. Vaso Penetrador, também escrito como o Mar do Sangue, funciona como um irrigador especialmente de sangue aos canais principais e aos vasos sanguíneos associados às suas vias internas.

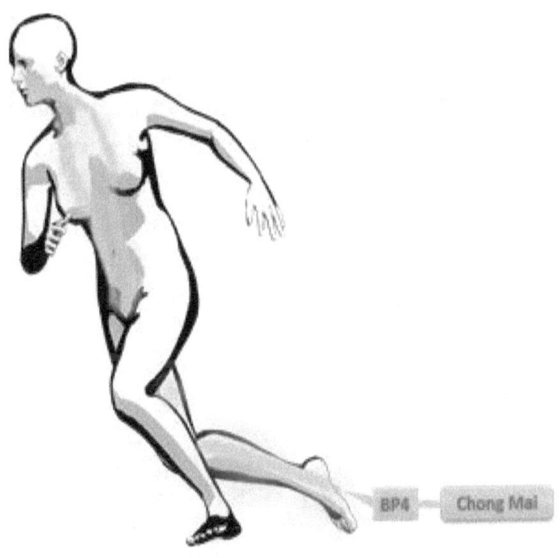


O caractere chinês para Chong Mai significa movimentar-se rápido e vigorosamente. Em alguns textos modernos se diz que esse vaso pulsa com vigor, como uma relação à veia cava inferior, a qual pode ser palpada no abdômen. As fontes clássicas dos textos clássicos também descrevem um ramo interno que atravessa canal do rim em direção aos órgãos internos e um outro ramo passa pelo fígado até em direção às pernas até o calcanhar. Um outro colateral no dorso fui para fora em direção as mamas.

Em geral, o Vaso Penetrador entrega o fluxo de sanguíneo aos órgãos internos. Essa integração envolve não somente os grandes Vasos, mas como aorta e veia cava, mas também vasos menores que entram e saem dos órgãos, particularmente coração, estômago e intestinos. Uma vez mais, é preciso lembrar que o Chong Mai não se equivale a um vaso sanguíneo propriamente dito, mas um conceito de integração entre múltiplos vasos. Enquanto um ou outro vaso poderiam estar associados a vias internas de um canal principal qualquer, a função do Vaso Penetrador é integrar esses canais.

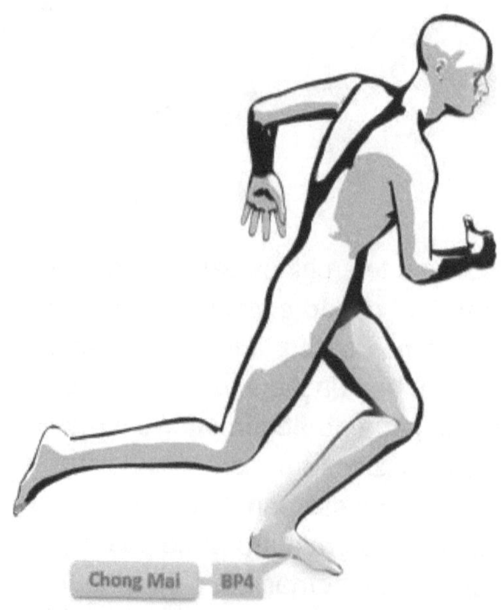


O Vaso Penetrador também está associado à lactação nas mulheres e com o crescimento de barba nos homens. O diagrama desse vaso exibe pequenos colaterais que se estendem através do tronco nas mulheres e através da parte inferior da face nos homens.

# Vaso Dai Mai

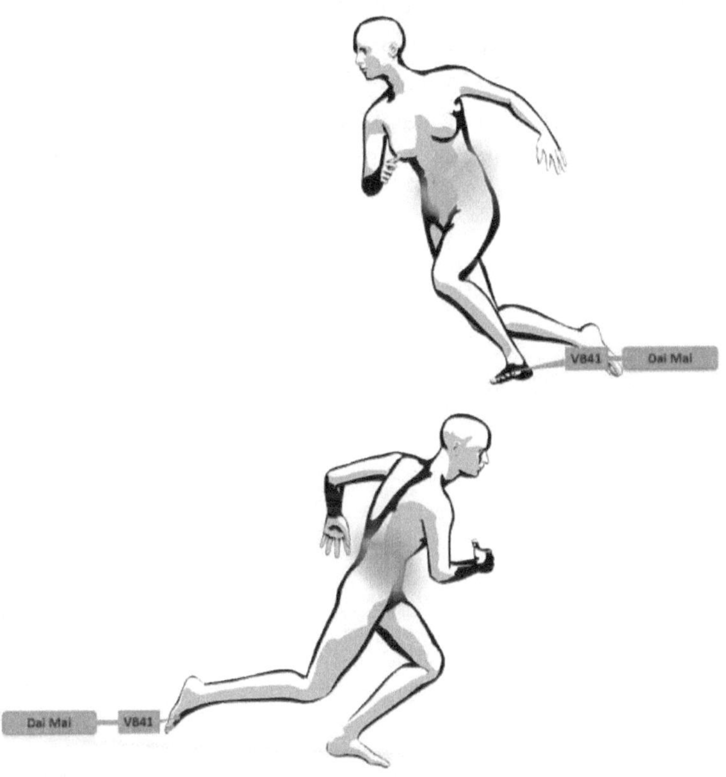


O Vaso da Cintura liga e corre ao redor da cintura para integrar os movimentos superiores e inferiores aos movimentos energéticos de subida e descida entre os canais principais enquanto eles passam através da cintura. O Vaso da Cintura é, portanto, particularmente associado com aqueles aspectos dos canais principais os quais passam através da cintura em direção às pernas. Com uma via horizontal ele emerge dos rins e se destaca por ser o único entre os Vasos Extraordinários que não vai em direção às partes superiores do corpo. A via que se segue do Vaso da Cintura permite que haja a integração de circulação energética entre a parte dorsal e o aquecedor inferior em um fluxo transverso horizontal.

# Reflexões e informações importantes:

## Qualidades fundamentais do Oito Vasos Extraordinários

1. Os Oito Vasos Extraordinários regulam e influenciam os ciclos de sete e oito anos de mulheres e homens de acordo com o Su Wen, ou ciclos de dez anos a partir do Ling Shu, Capítulo 54, "O Ano Alocado da Vida de um Indivíduo".

2. Eles armazenam, distribuem e regulam substâncias vitais (especialmente Jing e qi original, yuan qi) por todo o corpo.

3. Eles exercem influências sobre as funções dos 12 canais principais.

4. Eles estão intimamente relacionados com os rins, a vesícula biliar e os órgãos extraordinários.

5. Os Vasos Rèn e Du possuem seus próprios pontos. Os outros seis Vasos "emprestam" pontos dos 12 canais principais. Os rins e a vesícula

biliar têm mais oito pontos de canais extraordinários em seus caminhos.

6. Os Oito Vasos Extraordinários não possuem órgãos próprios. Existe uma forte ligação entre os órgãos curiosos e os oito Vasos Extraordinários. A vesícula biliar é uma ligação entre o Órgãos Extraordinários, canais primários e os oito Vasos Extraordinários.

7. Apenas os Vasos Rèn e Du possuem pontos de conexão (Luo).

8. Cada canal tem um ponto de "confluência", que também é chamado de mestre, comando ou ponto de abertura. Eles foram revelados por volta de 1196, e popularizado na dinastia Ming.

9. Os pontos de confluência podem ser vistos como pontos que estimulam as oito vias dos Vasos Extraordinários. É possível selecionar pontos no caminho para completar a estimulação do canal. Os pontos do percurso enviam uma mensagem clara ao corpo de que é um tratamento de oito Vasos Extraordinários.

10. Cada canal tem um canal pareado comum, que é uma criação na dinastia Ming. Muitos praticantes combinam pontos e canais com base no diagnóstico. Não há um emparelhamento fixo. Os canais ou os Vasos podem ser emparelhados de qualquer maneira de acordo com o diagnóstico.

11. Os Vasos Wéi e Qiao possuem pontos *Xi*. Os Vasos Chong, Rèn, Du e Dai não possuem pontos *Xi*. Isso implica que os canais Wéi e Qiao são formas de eliminar estagnações ou excessos. Veja esses pontos *Xi* como maneiras de sondar e estimular os fluxos por todo o canal. Eles não são apenas para dor. O Yang Wéi tem dois pontos *Xi*: O ponto Bexiga 63 é *Xi* da Bexiga e o ponto Vesícula Biliar 35 é *Xi* do Yang Qiao.

12. A linguagem Nei Jing usa principalmente a terminologia física ao descrever a patologia. Uma visão única da cultura chinesa é que o corpo - emoções - espírito é um todo inseparável. O praticante deve converter patologia física e condições para a suas correspondentes qualidades emocionais, psicológicas e espirituais.

# A clínica dos Vasos Extraordinários

O Capítulo 29 do Clássico das Dificuldades fornece exemplos dos mais antigos de doenças associadas aos Vasos Extraordinários. Enquanto o Clássico da Medicina Interna do Imperador Amarelo menciona que os Vasos Extraordinários estão desconectados, no Clássico das Dificuldades há a fundamentação para um maior entendimento sistemático da patologia dos Vasos Extraordinários. Como visto anteriormente, o capítulo 27 do Clássico descreve os nomes e princípios gerais da teoria dos Vasos Extraordinários, enquanto que o Capítulo 28 descreve as vias de seis dos oito Vasos, e as funções dos Vasos de Ligação. Somente no Capítulo 29, contudo, os padrões de doenças são finalmente mencionados. Muitas discussões afloraram a partir daí. Por exemplo, o Capítulo 29 se inicia com a seguinte pergunta: o que acontece quando os Vasos Extraordinários estão doentes?

Vamos discutir esses aspectos e entender melhor como na clínica moderna são usados os Vasos Extraordinários.

# Integrando os Vasos de Ligação

O Capítulo 29 do Clássico das Dificuldades começa com os Vasos de Ligação e o conceito de integração. A partir desse conceito a única patologia descrita envolve esses dois Vasos Extraordinários desregulando-se de uma vez só. O texto descreve um tipo de Patologia na qual os Vasos de Ligação são incapazes de interagir mutuamente. Ainda no Capítulo 28, ele discorre sobre as ações desses Vasos em preencher as áreas que carecem de uma circulação e irrigação de outros canais principais. Nesse tipo de Patologia, existe uma carência de comunicação entre os aspectos Yin e Yang nas áreas além do alcance dos canais principais. Quando os aspectos Yin e Yang falham em sua interação, existe um tipo de desconexão dentro do organismo.

O Clássico das Dificuldades descreve que os padrões de doenças resultantes como um tipo de psicose. Pacientes teriam uma perda de vontade, uma perda de desejo e seriam incapazes de controlar a si mesmos. Esse não é o mesmo caso de um padrão de mania que é geralmente associado a uma patodinâmica do tipo fogo, mas envolve a perda do controle de sentido que uma pessoa sente, um desgaste e uma desmotivação a ponto de a mesma não conseguir sair da cama ao se levantar. Poderia ser uma confusão mental e uma perda da própria clareza dos processos mentais. Esse é um tipo de depressão pelo qual os pacientes descrevem que não conseguem prosseguir com suas próprias vidas.

Nós poderíamos combinar tratamentos, utilizando pontos de comando dos Vasos de Ligação, TA5 e PC6, com outros pontos que poderiam estabilizar o qi e o sangue como o BP6 e o VC6. Outros pontos poderiam ser adicionados baseando-se na apresentação sintomas e achados durante a palpação do canal.

# Desordens Yang Wéi

Quando a função do vaso de ligação Yang está comprometida, a habilidade do aspecto Yang em distribuir-se para áreas além dos canais principais fica comprometida. O Clássico das Dificuldades descreve a condição resultante como quando existe a sensação de calafrios e febre. A carência de uma circulação de Yang poderia levar a uma deficiência do exterior. Este é um caso de uma baixa resistência na qual o paciente rapidamente sofre com calor ou frio advindos do ambiente externo, de modo similar a padrões de desarmonia nutritiva/defensiva. É preciso ressaltar que os pontos de comando do Vaso Yang Wéi localizada no canal do shao Yang é TA5, ou seja, o portão exterior. A distribuição de Yang qi além dos canais regulares colaterais auxilia na manutenção da segurança defensiva do organismo. Similarmente, uma dormência generalizada no corpo poderia estar também envolvida com problemas na circulação do Vaso Yang Wéi. Nesse caso, a falta de condições de aquecer o Yang qi leva ao paciente sentir-se com uma menor sensibilidade a estímulos externos.

# Desordens Yin Wéi

Disfunção no vaso extraordinário associado com o Yin Wéi envolve uma perda de irrigação da nutrição de aspectos Yin em pequenos espaços externos aos 12 canais principais. Essa perda da distribuição de aspectos Yin leva a um padrão sintomático que o Capítulo 29 do Clássico das Dificuldades descreve como um sofrimento por dor cardíaca. É preciso lembrar as descrições anteriores sobre a função do Yin Wéi onde a substância fundamental Yin, com o qual esse vaso está associado, possui aspectos de nutrição de sangue. Em particular, associa-se ao sentido de calma advinda por um fluxo sanguíneo amplo de forma consistente até mesmo para as menores porções do organismo. Um padrão Yin Wéi não poderia ser necessariamente uma dor do coração embora poderia incluir especialmente um sentido de que a angústia emocional leva a uma sensação de desconforto nos órgãos internos.

O padrão descrito acima é comumente tratado com o PC6, o portão interior. Como um ponto de comando para o vaso Yin Wei, o PC6 ajuda a restabelecer as funções Yin Wéi para beneficiar o coração e assim o estado emocional através de um melhoramento da circulação dos aspectos Yin do sangue de forma geral além dos canais principais. Um aumento da harmonização de circulação de sangue dentro dos vasos sanguíneos associado com os canais principais também poderia ajudar no tratamento da perda de voz, dores estomacais, epilepsia e outras complicações. De modo geral, incluem um sentimento de angústia e desconforto emocional.

Sofrer de uma dor do coração poderia envolver o Vaso Yin Qiao com um tipo de ansiedade generalizada na qual os pacientes mostram alguns sintomas, como a ansiedade em busca da identificação de uma doença que explique o seu desconforto existencial. Quando esse tipo de padrão Yin Wéi é levado em conta, o diagnóstico poderia incluir palpação dos canais Yin do braço. Pacientes ansiosos cujas condições envolvem os Vasos Yin Wéi provavelmente teriam uma rigidez ou nódulos difusos através da superfície a Yin dois braços.

# Desordens Yang Qiao

O Clássico das Dificuldades descreve os Vasos do Caminhar como um tipo de função de equilíbrio entre os aspectos Yin e Yang, já que o caractere para Qiao possui o sentido de caminhar. A maioria das aplicações clínicas modernas envolve considerações acerca do equilíbrio funcional entre os músculos mediais e laterais das pernas. O Capítulo 29 descreve que a disfunção do Vaso Yang Qiao como um padrão no qual o Yin Qiao estaria flácido enquanto o Yang Qiao tenso. Novamente, o trajeto do vaso está associado aos três canais Yang das pernas e ao canal do intestino grosso no braço. Como descrito anteriormente, um entendimento mais abrangente sobre as funções dos vasos Qiao envolve a ideia de uma função motora integradora dentro dos canais tendino-musculares dos múltiplos canais principais. As condições onde a habilidade do corpo executar movimentos musculares complexos está comprometida poderiam envolver os Vasos do Caminhar. O Yang Qiao está provavelmente envolvido em problemas relacionados à coordenação de canais tendino-musculares dentro dos canais Yang principais. Os trajetos de ambos Vasos Qiao terminam nos olhos, e, portanto, as fontes mais recentes também associam o Vaso Yang Qiao com insônia.

O diagnóstico dos Vasos do Caminhar poderia incluir uma determinação da existência de nódulos ou tônus musculares e regulares que estariam afetando diversos canais. Por exemplo, o diagnóstico do Yang Qiao poderia envolver a palpação de canais Yang da perna para determinar se múltiplos canais Yang apresentam padrões significativos de nódulos ou uma rigidez muscular sistêmica. Essa é uma abordagem que necessita de bastante treino. Lembre-se de que os Vasos Extraordinários envolvem padrões com integração e comunicação entre os canais principais.

# Desordens Yin Qiao

Assim como o seu par, o Vaso Yin Qiao envolve a coordenação de movimentos, especificamente de múltiplos de canais de tendino-musculares yin. O Capítulo 29 do Clássico das Dificuldades descreve uma condição Yin Qiao como um envolvimento entre flacidez ao longo do Yang Qiao e tensão ao longo do Yin Qiao. Então o padrão e a aplicação moderna mais comum para se usar o Yin Qiao envolve tratamento condições onde existe rigidez ao longo dos músculos mediais da perna e flacidez nos músculos da lateral da perna. Além disso, experiências clínicas também indicam que existe uma relação entre a musculatura que circunda os órgãos internos e o vaso Yin Qiao. Por exemplo, o movimento peristáltico do trato gastrointestinal poderia envolver a integração do Yin Qiao a múltiplos canais tendino-musculares internos. Especificamente, problemas em deglutir ou problemas digestivos seguidos acidentes vasculares são responsivos ao tratamento com Yin Qiao.

Um ponto efetivo para lidar com aspectos Internos musculares do Yin Qiao envolve a combinação do ponto colateral do coração C5 com o ponto de comando do Yin Qiao, R6. O ponto do coração selecionado revigora a circulação sanguínea nos colaterais Yin; isso é, portanto, considerado em condições que envolvem microcirculação, particularmente no cérebro.

Outras condições tradicionalmente associadas ao Vaso Yin Qiao incluem hipersonia e epilepsia. Uma outra aplicação interessante da teoria dos Vasos do Caminhar envolve a consideração de ciclo circadiano do paciente. Se o paciente apresenta um sintoma que ocorre no mesmo horário do dia, haveria a possibilidade de ser tratar com vaso do caminhar. Esses sintomas poderiam inclusive envolver algo como uma tosse recorrente ou uma dor abdominal.

Sintomas que ocorrem em horários específicos podem relatar problemas quanto ao ciclo circadiano dos próprios órgãos. Portanto, quando alguém diz que o Vaso Yin Qiao está associado com o movimento interno dos anos deveria ser entendido em um sentido mais amplo. Se problemas ocorrem no mesmo horário todas as noites, considere o Yin Qiao durante o dia considere o Yang Qiao. Uma razão similar poderia sugerir o uso dos Vasos do Caminhar em tratamentos de jet lag, que é uma condição que afeta o ritmo circadiano. Em todos esses casos, a palpação cuidadosa dos Vasos do Caminhar e dos pontos de comando deveriam ser feitas para verificar o envolvimento dos mesmos.

# Desordens Chong Mai

O Capítulo 29 do Clássico das Dificuldades da social Vaso Penetrador com um contrafluxo de qi, o qual causa uma urgência no corpo. O termo contrafluxo se refere ao movimento anormal inverso do fluxo energético. O Vaso Penetrador estaria associado a uma variedade de problemas considerados, o qual o movimento impróprio do qi em um ambiente interno e profundo no organismo.

Se o Clássico das Dificuldades associa o Vaso Chong a um contrafluxo de qi, então por que a mais comum aplicação clínica sempre envolve o fluxo de sangue? A resposta para essa questão ilumina uma função regulatória geral dos Vasos Extraordinários. O conceito de contrafluxo, por exemplo, poderia ser aplicado ao lado de vomificação. No caso de uma desordem no Vaso Penetrador existe um contrafluxo generalizado de energia que não está associado a um órgão ou um canal específico. Uma vez que o sangue é a mãe do qi e o qi movimenta o sangue, um contrafluxo generalizado de qi manifesta-se como uma desordem geral do movimento regular de sangue. Isso leva a uma sensação física de urgência.

Clinicamente, o Vaso Penetrador está mais associado à integração do fluxo sanguíneo advindo dos vasos sanguíneos que estão associados com múltiplos canais no tronco do corpo. O tratamento do Vaso Penetrador é considerado quando o contrafluxo causa uma perda de distribuição correta de sangue aos órgãos internos com os quais sintomas poderiam ser cólicas e/ou dores abdominais. Outros sintomas poderiam também estar associados com contrafluxo de qi no interior que inclui vômito, asma ou problemas vasculares, especialmente acompanhado de uma sensação forte de um movimento interno estranho sentido pelo paciente como se algo estivesse fora de um eixo.

Destaca-se por exemplo o ponto de comando do Vaso Penetrador, BP4, já que esse ponto ajuda especialmente na resolução do contrafluxo. Não somente sintomas como náuseas e dores estomacais, mas hipertensão que leva a um forte pulsação e congestão, ou ainda dores na cabeça.

# Desordens Du Mai

O Capítulo 29 do Clássico das Dificuldades descreve problemas do Vaso Governador que envolve problemas de rigidez da coluna. Esse padrão se refere quando o Yang qi se encontra bloqueado. Em caso de deficiência do vaso Governador, que é o mar do Yang qi, existe o fluxo Yang que conhece sentido inverso que leva a incapacidade de alcançar as extremidades. E, como resultado disso está o fato de que mãos e pés se tornam frios. Esse movimento inverso também poderia se referir a uma condição onde haja rigidez ao longo da coluna ou das costas que criam uma tensão no corpo o que causa uma posição equivocada do paciente para trás, comprimido dessa forma os discos vertebrais.

Na clínica de Yang qi são comuns problemas de distribuição e podem levar a uma variedade de sintomas, como inversão do qi no canal no Vaso Governador. Poderiam ser incluídas dores nas costas e no pescoço que seriam em decorrência da falta de circulação daquela área, tornando-a menos aquecida. Problemas de desenvolvimento em crianças, traumas de coluna, derrames e alguns tipos de epilepsia também respondem de forma satisfatória com o Vaso Governador.

# Desordens Rèn

Problemas com o Vaso da Concepção levam a uma sensação de um nó. O Capítulo 29 do Clássico das Dificuldades diferencia esse "nó" associado ao vaso da Concepção quando ocorre um homem daquele que ocorre em mulheres. Em homens, esse problema leva a "sete tipos de desordem como um abaulamento", enquanto que nas mulheres, há a formação de massas abdominais móveis. Exatamente o que o texto descreve é que o Vaso da Concepção em ambos os sexos está associado com problemas no baixo abdômen e nas genitálias. O termo desordem de abaulamento que ocorre nos homens é uma referência a hérnia que afeta a parede abdominal e o escroto que são também tratados com frequência através do vaso da Concepção. Em mulheres, as massas abdominais móveis envolvem diversos tipos de acumulações de qi e sangue que leva a problemas uterinos e problemas reprodutivos.

Na clínica, o Vaso da Concepção é usado mais frequentemente para problemas de desenvolvimento e reprodução. Entretanto, o Vaso poderia também ser considerado para tratamento de quaisquer condições que ocorrem ao longo de sua via, incluindo problemas urinários, problemas estomacais e ainda dores na boca e na língua.

# Desordens Dài mai

A descrição de problemas do Vaso da Cintura no Capítulo 29 do clássico da dificuldade é breve. Quando existem problemas com Vaso Dài, o paciente se sente como se estivesse boiando, uma diferença de sensibilidade nos membros inferiores e da cintura para cima. Atualmente, o uso do Vaso da Cintura através do seu ponto de comando VB41, destina-se a dores nas costas acompanhadas de uma sensação de peso. Por outro lado, o Vaso da Cintura também é apontado como um responsável por acumulação no aquecedor inferior na ginecologia, que leva à uma sensação de acesso abdominal, irregularidades menstruais e corrimentos vaginais.

# Cronoacupuntura

## Ling Gui Ba Fa 灵龟八法

Os seres vivos são parte inerente ao universo. As pessoas sofrem as influências da terra e do céu de acordo com a filosofia taoísta. Conforme a filosofia taoísta, as influências do céu e da terra podem modular a saúde da humanidade com as alterações das estações e dos dias e dos anos. Semelhantemente, aqui as energias Yang alcançam o seu ápice após a manhã, as energias Yin o alcança à noite. Esse período se repete todos os dias. As influências terrestres e celestes também obedecem a um ciclo de onde se observa as alterações ritmadas de aspectos Yin e Yang.

Existem os conceitos de Troncos celestes e Ramos terrestres e eles refletem as interações entre as energias e influências do céu sobre a terra. Além disso, reflete também a noção de acordo com a filosofia taoísta do que podemos considerar as manifestações do Tao. É preciso deixar bem claro que o Tao está em todos os lugares e pode ser estático e dinâmico, pode transmitir e ser transmitido. O Tao se reflete ainda sobre os conceitos de potencialidade, um estado latente, e de Tao manifestado, que abriga as manifestações do Tao latente. De acordo com as explicações do mestre Cherng: "o espaço no céu é o Tao em estado latente. As poucas estrelas-guias no céu são o Tao em estado manifestado." Uma é a consciência, a outra são as obras estabelecidas e construídas por essa consciência.

O calendário chinês tradicional consiste num sêxtuplo ciclos, cada qual tem a duração de 60 anos. A multiplicidade das qualidades e influências sobre a fisiologia humana é obtida através da combinação dos dez troncos celestes e doze ramos terrestres. O tempo é percebido como um círculo ininterrupto: o fim de um ciclo se significa o início de outro.

Os troncos celestes refletem as características de dualidade polaridade que estão relacionadas às influências dos céus. Eles compõem também através da teoria dos cinco movimentos uma dupla polaridade. Por exemplo temos no elemento madeira características que se aproximam de conceitos Yin e conceitos Yang, assim como os outros elementos: terra, fogo, metal e água. Dessa forma obtemos, 10 troncos celestes que refletem essas polaridades de acordo com os cinco movimentos, uma vez que eles mantêm uma correspondência com o sistema Zang Fu.

No ciclo de Sessenta anos, há doze animais que são alegorias associadas às influências da Terra. Utilizados tanto na acupuntura, como no feng shui, na astrologia chinesa e no calendário chinês, os Doze Ramos Terrestres, chamados popularmente de "signos chineses", ou "zodíaco chinês", nada mais são do que doze figuras que são arquétipos da filosofia chinesa. Essas figuras são associadas às 6 energias celestes (fogo imperial, fogo ministerial, frio, vento, sequidão, umidade) e às polaridades Yin e Yang, totalizando-se em 12 ramos terrestres

| Troncos Celestiais | | | Ramos Terrestres | | |
|---|---|---|---|---|---|
| Tronco | Qualidade Energética | Direção | Ramo | Qualidade Energética | Signo |
| 1 - Jia | Madeira Yang | Leste | 1 - Zi | Água Yang | Rato |
| 2 - Yi | Madeira Yin | Leste | 2 - Chou | Terra Yin | Boi |
| 3 - Bing | Fogo Yang | Sul | 3 - Yin | Madeira Yang | Tigre |
|  |  |  | 4 - Mao | Madeira Yin | Coelho |
| 4 - Ding | Fogo Yin | Sul | 5 - Chen | Terra Yang | Dragão |
| 5 - Wu | Terra Yang | Centro | 6 - Si | Fogo Yin | Serpente |
| 6 - Ji | Terra Yin | Centro | 7 - Wu | Fogo Yang | Cavalo |
| 7 - Geng | Metal Yang | Oeste | 8 - Wei | Terra Yin | Cabra |
| 8 - Xing | Metal Yin | Oeste | 9 - Shen | Metal Yang | Macaco |
|  |  |  | 10 - You | Metal Yin | Galo |
| 9 - Ren | Água Yang | Norte | 11 - Xu | Água Yang | Cão |
| 10 - Gui | Água Yin | Norte | 12 - Hai | Água Yin | Porco |

Ao estudo mais profundo sobre a origem dos cálculos, é necessário avaliar os oito pontos de abertura dos Vasos Extraordinários e relacioná-los às oito trigramas de Fu Xi e Wen Wang, por exemplo.

Fu Xi (meados de 2800 a.C.), foi o primeiro dos Três Soberanos da China antiga. Ele é um dos maiores heróis da cultura ancestral chinesa e é conhecido como inventor da caça, da escrita, da música, da pesca, da matemática. Uma lenda diz que o imperador Chinês Fu Xi afirma que o melhor estado para no universo é o estado de harmonia representado pelo equilíbrio entre Yin e Yang, na busca pelo centro ou o meio. Fu Xi é considerado o fundador da China. Fu Xi também criou os Oito Trigramas para representar o estado de todas as influências abaixo do céu. Mais tarde as pessoas começaram a contar com ele para adivinhar todo tipo de ocorrência na vida. Isso foi uma combinação de linhas retas (Yang) e quebradas (yin), aparentemente tiradas de marcas em uma carapaça de tartaruga. Esses estudos posteriormente geraram os 64 hexagramas que são aplicados ao I Ching.

É preciso ressaltar que há o entendimento do Céu Anterior e Céu Posterior. O Céu Anterior é a parte não manifestada do Tao e o mundo manifestado faz parte do Céu do Posterior. O primeiro não há formas nem linguagem além do Vazio, cujo conceito tange a potencialidade de criação de todas as coisas. O Tao manifestado é exatamente o Universo onde estamos. O entendimento sobre essas manifestações originou imagens como as imagens a Tartaruga Sagrada e os Ba Gua do Céu Anterior e do Céu Posterior.

# Como calcular os pontos abertos?

A seguir, a "Tabela Periódica Anual" e "Tabela Periódica: Ciclo de 60 dias" foram sintetizadas para facilitar o cálculo para buscar quais são Vasos Extraordinários susceptíveis durante o ano, os meses e dias. Dessa forma, devemos na procurar na Tabela Periódica Anual o número ao mês. Repare que cada mês possui um número corresponde advindo dos cálculos das trigramas, Troncos Celestes e Ramos Terrestres mencionados acima. Após buscar os números correspondentes ao mês, basta somar ao dia do mês em questão.

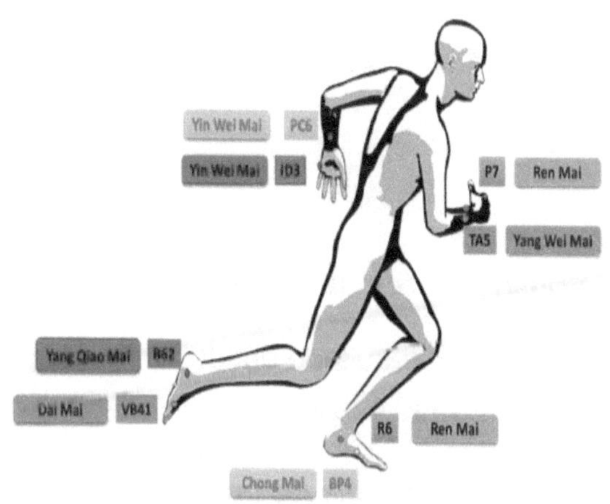

Como exemplo, podemos destacar a busca por qual o Vasos Extraordinário deveria estar suscetível à utilização no dia 27 de Novembro de 2043, às 22h40min. Primeiramente, é necessário ter em mente que cada a abertura ótima de Vaso segundo o Ling Gui Ba Fa permanece durante o período de 2 horas. Após esse período, há alternância por outro Vaso, na grande maioria dos casos.

**1°) Buscar a Tabela Periódica Anual:**

**ANO**: *2043* no Mês *Novembro* = **<u>44</u>**

**2°)  Buscar Tabela Periódica: Ciclo de 60 dias**

**Dia**: <u>27</u>

**3°) Somar valores de 1° e 2°, ou seja: 27+44 = <u>71</u>**

**Obs:** O resultado obtido foi **71**. Como o ciclo se reinicia <u>a cada 60 dias</u>, o valor resultante será 11. Portanto, na "Tabela Periódica: Ciclo de 60 dias", devemos buscar **o dia do ciclo de valor 11**.

**Horário:** 22:40. Como esse horário se encontra entre o período de 21h e 23h, devemos buscar o valor que se inicia às 21h. Neste caso, o ponto correspondente será o ponto **R6** (Zhaohai, Mar brilhante), que corresponde o **Vaso Yin Qiao Mai,** cujo o ponto auxiliar é o **P7** (Lieque) Brecha divergente.

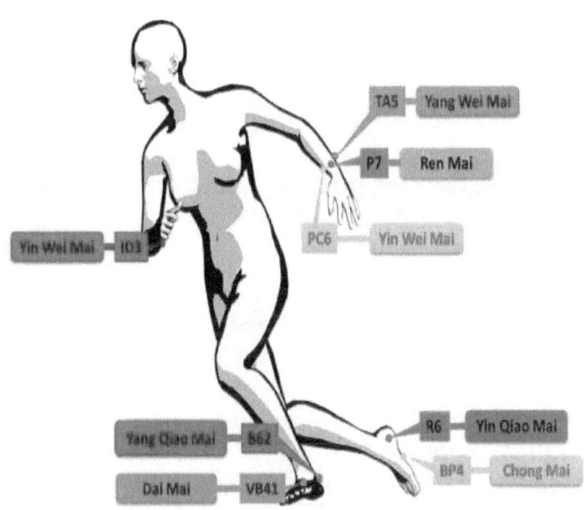

Como um segundo exemplo, podemos destacar a busca por qual o Vasos Extraordinário deveria estar suscetível à utilização no dia 21 de outubro de 2004, às 1h28min. Novamente, é necessário ter em mente que cada a abertura ótima de Vaso segundo o Ling Gui Ba Fa permanece durante o período de 2 horas. Após esse período, há alternância por outro Vaso, na grande maioria dos casos.

**1°) Buscar a Tabela Periódica Anual:**

**ANO**: *2004* no Mês *Outubro*= <u>**49**</u>

**2°)  Buscar Tabela Periódica: Ciclo de 60 dias**

Dia: <u>**21**</u>

**3°) Somar valores de 1° e 2°, ou seja: 49+21 =** <u>**70**</u>

**Obs:** O resultado obtido foi **70**. Como o ciclo se reinicia a cada 60 dias, <u>o valor resultante será 10</u>. Portanto, na "Tabela Periódica: Ciclo de 60 dias", devemos buscar o dia do ciclo de valor 10.

**Horário:** 01:28. Como esse horário se encontra entre o período de 1h e 3h, devemos buscar o valor que se inicia às 1h. Neste caso, coincidentemente, o ponto correspondente será o ponto **R6** (Zhaohai, Mar brilhante), que corresponde o **Vaso Yin Qiao Mai,** cujo o ponto auxiliar é o **P7** (Lieque) Brecha divergente.

# Localização de Pontos de acesso aos Vasos

| Vasos Extraordinários | Descrição dos Pontos | Localização<br><br>(ponto inicial) | Localização<br><br>(ponto final) |
| --- | --- | --- | --- |
| Yang Qiao Mai | No aspecto lateral do pé, na depressão óssea do calcâneo, cerca de 0,5 *tsun* abaixo do ápice do maléolo lateral. | 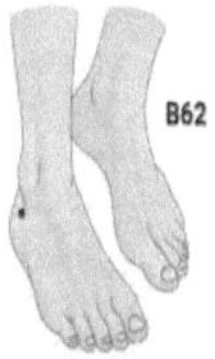 B62 | 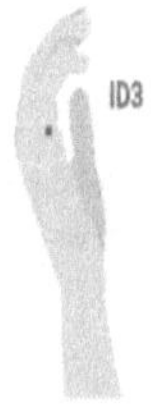 ID3 |
| Chong Mai | Face medial do pé, depressão óssea distal à base do primeiro metatarso, linha de mudança da cor da pele. | 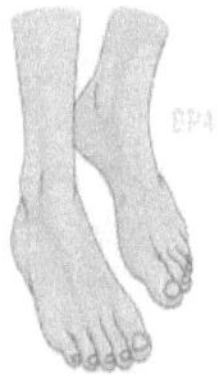 BP4 | 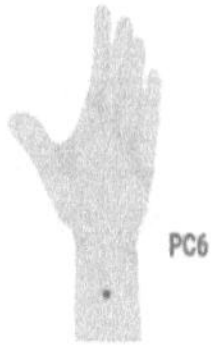 PC6 |
| Du Mai | O ponto se encontra onde a extremidade do dedo mínimo toca a palma da mão enquanto a mão está cerrada. | 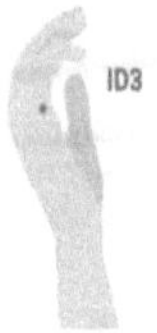 ID3 | 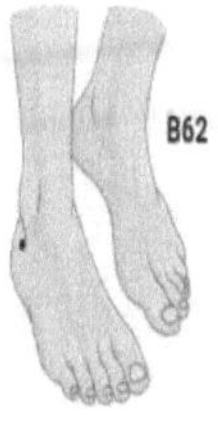 B62 |

| | | | |
|---|---|---|---|
| Rèn Mai | Na face radial do antebraço, 1,5 *tsun* acima da prega do punho lateralmente à artéria radial, numa pequena depressão entre o músculo braquiorradial e o tendão do músculo abdutor longo do polegar, proximal ao estilóide do rádio. | 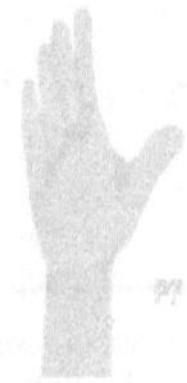 | 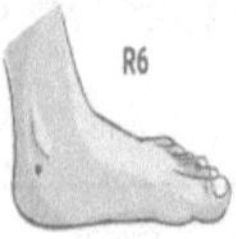 |
| Yin Qiao Mai | O ponto se encontra imediatamente abaixo do ápice do maléolo medial, entre o maléolo medial e o talo. | 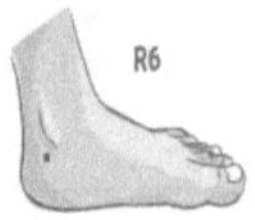 | 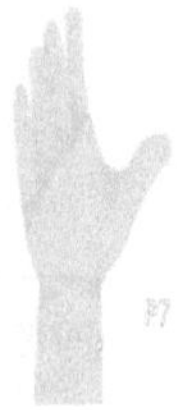 |
| Dài Mai | No dorso do pé, proximal à quarta articulação metatarsofalangiana, na depressão lateral ao tendão do quinto metatarso do músculo extensor comum dos dedos. | 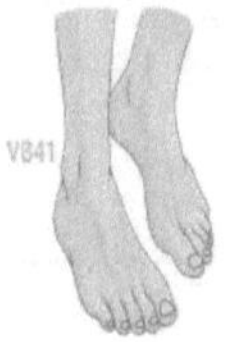 | 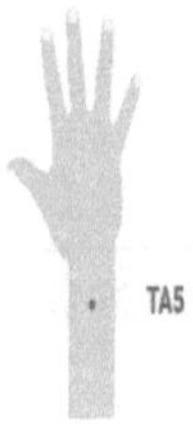 |

| | | | |
|---|---|---|---|
| Yin Wéi Mai | Na face anterior do antebraço sobre a linha que liga PC3 (Quze) a PC7 (Dailing) 2 *tsun* proximal à prega do pulso. Ou, o ponto se encontra a 2 *tsun* proximal de PC7 | 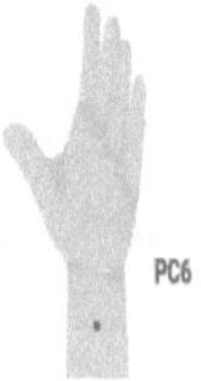 | 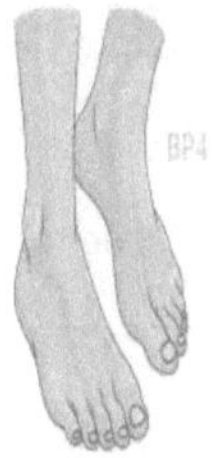 |
| Yang Wéi Mai | Na face dorsal do antebraço entre o rádio e a ulna, o ponto se encontra a 2 *tsun* da prega dorsal do pulso. | 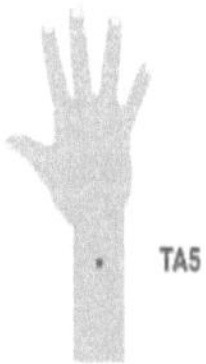 | 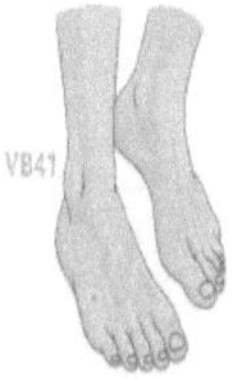 |

# Tabela Periódica Anual

|      | janeiro | fevereiro | março | abril | maio | junho |
|------|---------|-----------|-------|-------|------|-------|
| 2001 | 0  | 31 | 59 | 30 | 0  | 31 |
| 2002 | 5  | 36 | 4  | 35 | 5  | 36 |
| 2003 | 10 | 41 | 9  | 40 | 10 | 41 |
| 2004 | 15 | 46 | 15 | 46 | 16 | 47 |
| 2005 | 21 | 52 | 20 | 51 | 21 | 52 |
| 2006 | 26 | 57 | 25 | 56 | 26 | 57 |
| 2007 | 31 | 2  | 30 | 1  | 31 | 2  |
| 2008 | 36 | 7  | 36 | 7  | 37 | 8  |
| 2009 | 42 | 13 | 41 | 12 | 42 | 13 |
| 2010 | 47 | 18 | 46 | 17 | 47 | 18 |
| 2011 | 52 | 23 | 51 | 22 | 52 | 23 |
| 2012 | 57 | 28 | 57 | 28 | 58 | 29 |

|      | janeiro | fevereiro | março | abril | maio | junho |
|------|---------|-----------|-------|-------|------|-------|
| 2013 | 3 | 34 | 2 | 33 | 3 | 34 |
| 2014 | 8 | 39 | 7 | 38 | 8 | 39 |
| 2015 | 13 | 44 | 12 | 43 | 13 | 44 |
| 2016 | 18 | 49 | 18 | 49 | 19 | 50 |
| 2017 | 24 | 55 | 23 | 54 | 24 | 55 |
| 2018 | 29 | 0 | 28 | 59 | 29 | 0 |
| 2019 | 34 | 5 | 33 | 4 | 34 | 5 |
| 2020 | 39 | 10 | 39 | 10 | 40 | 11 |
| 2021 | 45 | 16 | 44 | 15 | 45 | 16 |
| 2022 | 50 | 21 | 49 | 20 | 50 | 21 |
| 2023 | 55 | 26 | 54 | 25 | 55 | 26 |
| 2024 | 0 | 31 | 0 | 31 | 1 | 32 |

|      | janeiro | fevereiro | março | abril | maio | junho |
|------|---------|-----------|-------|-------|------|-------|
| 2025 | 6  | 37 | 5  | 36 | 6  | 37 |
| 2026 | 11 | 42 | 10 | 41 | 11 | 42 |
| 2027 | 16 | 47 | 15 | 46 | 16 | 47 |
| 2028 | 21 | 52 | 21 | 52 | 22 | 53 |
| 2029 | 27 | 58 | 26 | 57 | 27 | 58 |
| 2030 | 32 | 3  | 31 | 2  | 32 | 3  |
| 2031 | 37 | 8  | 36 | 7  | 37 | 8  |
| 2032 | 42 | 13 | 42 | 13 | 43 | 14 |
| 2033 | 48 | 19 | 47 | 18 | 48 | 19 |
| 2034 | 53 | 24 | 52 | 23 | 53 | 24 |
| 2035 | 58 | 29 | 57 | 28 | 58 | 29 |
| 2036 | 3  | 34 | 3  | 34 | 4  | 35 |

|  | janeiro | fevereiro | março | abril | maio | junho |
|---|---|---|---|---|---|---|
| 2037 | 9 | 40 | 8 | 39 | 9 | 40 |
| 2038 | 14 | 45 | 13 | 44 | 14 | 45 |
| 2039 | 19 | 50 | 18 | 49 | 19 | 50 |
| 2040 | 24 | 55 | 24 | 55 | 25 | 56 |
| 2041 | 30 | 1 | 29 | 0 | 30 | 1 |
| 2042 | 35 | 6 | 34 | 5 | 35 | 6 |
| 2043 | 40 | 11 | 39 | 10 | 40 | 11 |
| 2044 | 45 | 16 | 45 | 16 | 46 | 17 |
| 2045 | 51 | 22 | 50 | 21 | 51 | 22 |
| 2046 | 56 | 27 | 55 | 26 | 56 | 27 |
| 2047 | 1 | 32 | 0 | 31 | 1 | 32 |
| 2048 | 6 | 37 | 6 | 37 | 7 | 38 |

|      | janeiro | fevereiro | março | abril | maio | junho |
|------|---------|-----------|-------|-------|------|-------|
| 2049 | 12 | 43 | 11 | 42 | 12 | 43 |
| 2050 | 17 | 48 | 16 | 47 | 17 | 48 |
| 2051 | 22 | 53 | 21 | 52 | 22 | 53 |
| 2052 | 27 | 58 | 27 | 58 | 28 | 59 |
| 2053 | 33 | 4 | 32 | 3 | 33 | 4 |
| 2054 | 38 | 9 | 37 | 8 | 38 | 9 |
| 2055 | 43 | 14 | 42 | 13 | 43 | 14 |
| 2056 | 48 | 19 | 48 | 19 | 49 | 20 |
| 2057 | 54 | 25 | 53 | 24 | 54 | 25 |
| 2058 | 59 | 30 | 58 | 29 | 59 | 30 |
| 2059 | 4 | 35 | 3 | 34 | 4 | 35 |
| 2060 | 9 | 40 | 9 | 40 | 10 | 41 |

|  | janeiro | fevereiro | março | abril | maio | junho |
|---|---|---|---|---|---|---|
| 2061 | 15 | 46 | 14 | 45 | 15 | 46 |
| 2062 | 20 | 51 | 19 | 50 | 20 | 51 |
| 2063 | 25 | 56 | 24 | 55 | 25 | 56 |
| 2064 | 30 | I | 30 | I | 31 | 2 |
| 2065 | 36 | 7 | 35 | 6 | 36 | 7 |
| 2066 | 41 | 12 | 40 | 11 | 41 | 12 |
| 2067 | 46 | 17 | 45 | 16 | 46 | 17 |
| 2068 | 51 | 22 | 51 | 22 | 52 | 23 |
| 2069 | 57 | 28 | 56 | 27 | 57 | 28 |
| 2070 | 2 | 33 | 1 | 32 | 2 | 33 |
| 2071 | 7 | 38 | 6 | 37 | 7 | 38 |
| 2072 | 12 | 43 | 12 | 43 | 13 | 44 |

|       | janeiro | fevereiro | março | abril | maio | junho |
|-------|---------|-----------|-------|-------|------|-------|
| 2073  | 18      | 49        | 17    | 48    | 18   | 49    |
| 2074  | 23      | 54        | 22    | 53    | 23   | 54    |
| 2075  | 28      | 59        | 27    | 58    | 28   | 59    |
| 2076  | 33      | 4         | 33    | 4     | 34   | 5     |
| 2077  | 39      | 10        | 38    | 9     | 39   | 10    |
| 2078  | 44      | 15        | 43    | 14    | 44   | 15    |
| 2079  | 49      | 20        | 48    | 19    | 49   | 20    |
| 2080  | 54      | 25        | 54    | 25    | 55   | 26    |

|      | julho | agosto | setembro | outubro | novembro | dezembro |
|------|-------|--------|----------|---------|----------|----------|
| 2001 | 1     | 32     | 3        | 33      | 4        | 34       |
| 2002 | 6     | 37     | 8        | 38      | 9        | 39       |
| 2003 | 11    | 42     | 13       | 43      | 14       | 44       |
| 2004 | 17    | 48     | 19       | 49      | 20       | 50       |
| 2005 | 22    | 53     | 24       | 54      | 25       | 55       |
| 2006 | 27    | 58     | 29       | 59      | 30       | 0        |
| 2007 | 32    | 3      | 34       | 4       | 35       | 5        |
| 2008 | 38    | 9      | 40       | 10      | 41       | 11       |
| 2009 | 43    | 14     | 45       | 15      | 46       | 16       |
| 2010 | 48    | 19     | 50       | 20      | 51       | 21       |
| 2011 | 53    | 24     | 55       | 25      | 56       | 26       |
| 2012 | 59    | 30     | 1        | 31      | 2        | 32       |
| 2013 | 4     | 35     | 6        | 36      | 7        | 37       |

|      | julho | agosto | setembro | outubro | novembro | dezembro |
|------|-------|--------|----------|---------|----------|----------|
| 2014 | 9     | 40     | 11       | 41      | 12       | 42       |
| 2015 | 14    | 45     | 16       | 46      | 17       | 47       |
| 2016 | 20    | 51     | 22       | 52      | 23       | 53       |
| 2017 | 25    | 56     | 27       | 57      | 28       | 58       |
| 2018 | 30    | 1      | 32       | 2       | 33       | 3        |
| 2019 | 35    | 6      | 37       | 7       | 38       | 8        |
| 2020 | 41    | 12     | 43       | 13      | 44       | 14       |
| 2021 | 46    | 17     | 48       | 18      | 49       | 19       |
| 2022 | 51    | 22     | 53       | 23      | 54       | 24       |
| 2023 | 56    | 27     | 58       | 28      | 59       | 29       |
| 2024 | 2     | 33     | 4        | 34      | 5        | 35       |
| 2025 | 7     | 38     | 9        | 39      | 10       | 40       |
| 2026 | 12    | 43     | 14       | 44      | 15       | 45       |

|      | julho | agosto | setembro | outubro | novembro | dezembro |
|------|-------|--------|----------|---------|----------|----------|
| 2027 | 17 | 48 | 19 | 49 | 20 | 50 |
| 2028 | 23 | 54 | 25 | 55 | 26 | 56 |
| 2029 | 28 | 59 | 30 | 0 | 31 | 1 |
| 2030 | 33 | 4 | 35 | 5 | 36 | 6 |
| 2031 | 38 | 9 | 40 | 10 | 41 | 11 |
| 2032 | 44 | 15 | 46 | 16 | 47 | 17 |
| 2033 | 49 | 20 | 51 | 21 | 52 | 22 |
| 2034 | 54 | 25 | 56 | 26 | 57 | 27 |
| 2035 | 59 | 30 | 1 | 31 | 2 | 32 |
| 2036 | 5 | 36 | 7 | 37 | 8 | 38 |
| 2037 | 10 | 41 | 12 | 42 | 13 | 43 |
| 2038 | 15 | 46 | 17 | 47 | 18 | 48 |
| 2039 | 20 | 51 | 22 | 52 | 23 | 53 |

|      | julho | agosto | setembro | outubro | novembro | dezembro |
|------|-------|--------|----------|---------|----------|----------|
| 2040 | 26    | 57     | 28       | 58      | 29       | 59       |
| 2041 | 31    | 2      | 33       | 3       | 34       | 3        |
| 2042 | 36    | 7      | 38       | 8       | 39       | 9        |
| 2043 | 41    | 12     | 43       | 13      | 44       | 14       |
| 2044 | 47    | 18     | 49       | 19      | 50       | 20       |
| 2045 | 52    | 23     | 54       | 24      | 55       | 25       |
| 2046 | 57    | 28     | 59       | 29      | 0        | 30       |
| 2047 | 2     | 33     | 4        | 34      | 5        | 35       |
| 2048 | 8     | 39     | 10       | 40      | 11       | 41       |
| 2049 | 13    | 44     | 15       | 45      | 16       | 46       |
| 2050 | 18    | 49     | 20       | 50      | 21       | 51       |
| 2051 | 23    | 54     | 25       | 55      | 26       | 56       |

|      | julho | agosto | setembro | outubro | novembro | dezembro |
|------|-------|--------|----------|---------|----------|----------|
| 2052 | 29 | 0 | 31 | 1 | 32 | 2 |
| 2053 | 34 | 5 | 36 | 6 | 37 | 7 |
| 2054 | 39 | 10 | 41 | 11 | 42 | 12 |
| 2055 | 44 | 15 | 46 | 16 | 47 | 17 |
| 2056 | 50 | 21 | 52 | 22 | 53 | 23 |
| 2057 | 55 | 26 | 57 | 27 | 58 | 28 |
| 2058 | 0 | 31 | 2 | 32 | 3 | 33 |
| 2059 | 5 | 36 | 7 | 37 | 8 | 38 |
| 2060 | 11 | 42 | 13 | 43 | 14 | 44 |
| 2061 | 16 | 47 | 18 | 48 | 19 | 49 |
| 2062 | 21 | 52 | 23 | 53 | 24 | 54 |
| 2063 | 26 | 57 | 28 | 58 | 29 | 59 |

|      | julho | agosto | setembro | outubro | novembro | dezembro |
|------|-------|--------|----------|---------|----------|----------|
| 2064 | 32    | 3      | 34       | 4       | 35       | 5        |
| 2065 | 37    | 8      | 39       | 9       | 40       | 10       |
| 2066 | 42    | 13     | 44       | 14      | 45       | 15       |
| 2067 | 47    | 18     | 49       | 19      | 50       | 20       |
| 2068 | 53    | 24     | 55       | 25      | 56       | 26       |
| 2069 | 58    | 29     | 0        | 30      | 1        | 31       |
| 2070 | 3     | 34     | 5        | 35      | 6        | 36       |
| 2071 | 8     | 39     | 10       | 40      | 11       | 41       |
| 2072 | 14    | 45     | 16       | 46      | 17       | 47       |
| 2073 | 19    | 50     | 21       | 51      | 22       | 52       |
| 2074 | 24    | 55     | 26       | 56      | 27       | 57       |
| 2075 | 29    | 0      | 31       | 1       | 32       | 2        |

|      | julho | agosto | setembro | outubro | novembro | dezembro |
|------|-------|--------|----------|---------|----------|----------|
| 2076 | 35    | 6      | 37       | 7       | 38       | 8        |
| 2077 | 40    | 11     | 42       | 12      | 43       | 13       |
| 2078 | 45    | 16     | 47       | 17      | 48       | 18       |
| 2079 | 50    | 21     | 52       | 22      | 53       | 23       |
| 2080 | 56    | 27     | 58       | 28      | 59       | 29       |

Os números se repetem a cada 80 anos, por exemplo, de 2001 a 2080, de 2081 a 2160, de 2161 a 2240, e assim sucessivamente, até 4818, ano em que o calendário gregoriano deverá ser corrigido com acréscimo de mais um dia, segundo Matsumura.

## Tabela Periódica: Ciclo de 60 dias

|  | 23h | 1h | 3h | 5h | 7h | 9h |
|---|---|---|---|---|---|---|
| 1 | PC6 | BP4 | VB41 | R6 | P7 | TA5 |
| 2 | R6 | TA5 | B62 | VB41 | R6 | BP4 |
| 3 | R6 | R6 | TA5 | B62 | PC6 | BP4 |
| 4 | TA5 | B62 | R6 | TA5 | BP4 | VB41 |
| 5 | R6 | TA5 | BP4 | VB41 | R6 | P7 |
| 6 | R6 | TA5 | B62 | R6 | TA5 | BP4 |
| 7 | R6 | TA5 | B62 | VB41 | R6 | P7 |
| 8 | B62 | VB41 | R6 | BP4 | VB41 | R6 |
| 9 | ID3 | R6 | TA5 | B62 | VB41 | R6 |
| 10 | B62 | R6 | R6 | BP4 | VB41 | R6 |
| 11 | R6 | P7 | ID3 | R6 | TA5 | BP4 |
| 12 | R6 | BP4 | VB41 | B62 | R6 | TA5 |
| 13 | B62 | VB41 | R6 | P7 | ID3 | R6 |
| 14 | R6 | TA5 | B62 | R6 | R6 | BP4 |
| 15 | TA5 | B62 | VB41 | R6 | P7 | ID3 |

| | | | | | | |
|---|---|---|---|---|---|---|
| 16 | BP4 | VB41 | R6 | BP4 | VB41 | B62 |
| 17 | PC6 | BP4 | VB41 | ID3 | R6 | TA5 |
| 18 | VB41 | B62 | R6 | TA5 | B62 | R6 |
| 19 | R6 | TA5 | B62 | PC6 | R6 | P7 |
| 20 | R6 | BP4 | TA5 | B62 | R6 | TA5 |
| 21 | B62 | PC6 | BP4 | VB41 | R6 | R6 |
| 22 | VB41 | R6 | BP4 | TA5 | B62 | R6 |
| 23 | VB41 | ID3 | R6 | TA5 | B62 | PC6 |
| 24 | R6 | BP4 | VB41 | R6 | R6 | TA5 |
| 25 | R6 | P7 | TA5 | B62 | PC6 | BP4 |
| 26 | R6 | BP4 | VB41 | R6 | BP4 | TA5 |
| 27 | BP4 | VB41 | R6 | R6 | TA5 | B62 |
| 28 | R6 | R6 | BP4 | VB41 | R6 | BP4 |
| 29 | PC6 | BP4 | VB41 | R6 | R6 | TA5 |
| 30 | R6 | TA5 | BP4 | VB41 | R6 | BP4 |
| 31 | PC6 | BP4 | VB41 | R6 | P7 | TA5 |
| 32 | R6 | TA5 | B62 | VB41 | R6 | BP4 |

| 33 | TA5  | BP4  | VB41 | R6   | P7   | ID3  |
|----|------|------|------|------|------|------|
| 34 | VB41 | R6   | BP4  | VB41 | B62  | R6   |
| 35 | R6   | TA5  | BP4  | VB41 | R6   | P7   |
| 36 | R6   | TA5  | B62  | R6   | TA5  | BP4  |
| 37 | R6   | TA5  | B62  | VB41 | R6   | P7   |
| 38 | B62  | VB41 | R6   | BP4  | VB41 | R6   |
| 39 | BP4  | VB41 | R6   | P7   | TA5  | B62  |
| 40 | BP4  | VB41 | B62  | R6   | TA5  | B62  |
| 41 | R6   | P7   | ID3  | R6   | TA5  | BP4  |
| 42 | R6   | BP4  | VB41 | B62  | R6   | TA5  |
| 43 | B62  | VB41 | R6   | P7   | ID3  | R6   |
| 44 | R6   | TA5  | B62  | R6   | R6   | BP4  |
| 45 | VB41 | R6   | R6   | TA5  | B62  | PC6  |
| 46 | B62  | R6   | TA5  | B62  | R6   | R6   |
| 47 | PC6  | BP4  | VB41 | ID3  | R6   | TA5  |
| 48 | VB41 | B62  | R6   | TA5  | B62  | R6   |
| 49 | R6   | TA5  | B62  | PC6  | R6   | P7   |

| 50 | R6   | BP4 | TA5  | B62  | R6   | TA5  |
|----|------|-----|------|------|------|------|
| 51 | P7   | ID3 | R6   | TA5  | B62  | VB41 |
| 52 | TA5  | B62 | R6   | R6   | BP4  | VB41 |
| 53 | VB41 | ID3 | R6   | TA5  | B62  | PC6  |
| 54 | R6   | BP4 | VB41 | R6   | R6   | TA5  |
| 55 | R6   | P7  | TA5  | B62  | PC6  | BP4  |
| 56 | R6   | BP4 | VB41 | R6   | BP4  | TA5  |
| 57 | ID3  | R6  | TA5  | BP4  | VB41 | R6   |
| 58 | BP4  | TA5 | B62  | R6   | TA5  | B62  |
| 59 | PC6  | BP4 | VB41 | R6   | R6   | TA5  |
| 60 | R6   | TA5 | BP4  | VB41 | R6   | BP4  |

|    | 11h  | 13h  | 15h  | 17h  | 19h  | 21h  |
|----|------|------|------|------|------|------|
| 1  | ID3  | R6   | TA5  | B62  | VB41 | R6   |
| 2  | VB41 | R6   | R6   | TA5  | B62  | R6   |
| 3  | BP4  | VB41 | R6   | P7   | ID3  | B62  |
| 4  | R6   | BP4  | VB41 | B62  | R6   | TA5  |
| 5  | VB41 | ID3  | R6   | TA5  | B62  | PC6  |
| 6  | VB41 | R6   | BP4  | VB41 | B62  | R6   |
| 7  | VB41 | R6   | R6   | TA5  | B62  | PC6  |
| 8  | R6   | TA5  | B62  | R6   | TA5  | BP4  |
| 9  | BP4  | VB41 | R6   | R6   | TA5  | B62  |
| 10 | BP4  | TA5  | B62  | R6   | TA5  | B62  |
| 11 | B62  | PC6  | BP4  | VB41 | ID3  | R6   |
| 12 | B62  | R6   | R6   | BP4  | VB41 | R6   |
| 13 | R6   | TA5  | B62  | PC6  | BP4  | P7   |
| 14 | VB41 | R6   | BP4  | TA5  | B62  | R6   |
| 15 | R6   | R6   | TA5  | B62  | PC6  | BP4  |

| 16 | R6 | TA5 | B62 | R6 | R6 | BP4 |
|---|---|---|---|---|---|---|
| 17 | ID3 | R6 | PC6 | BP4 | VB41 | R6 |
| 18 | R6 | BP4 | VB41 | R6 | BP4 | TA5 |
| 19 | VB41 | R6 | P7 | TA5 | B62 | PC6 |
| 20 | B62 | VB41 | R6 | BP4 | VB41 | R6 |
| 21 | P7 | ID3 | R6 | TA5 | BP4 | VB41 |
| 22 | TA5 | B62 | VB41 | R6 | BP4 | VB41 |
| 23 | PC6 | BP4 | VB41 | R6 | P7 | TA5 |
| 24 | B62 | R6 | TA5 | BP4 | VB41 | R6 |
| 25 | B62 | VB41 | R6 | P7 | ID3 | R6 |
| 26 | B62 | R6 | TA5 | B62 | VB41 | R6 |
| 27 | R6 | TA5 | BP4 | VB41 | R6 | P7 |
| 28 | TA5 | B62 | R6 | TA5 | B62 | VB41 |
| 29 | ID3 | R6 | TA5 | BP4 | VB41 | R6 |
| 30 | VB41 | B62 | R6 | TA5 | B62 | R6 |
| 31 | ID3 | R6 | TA5 | B62 | VB41 | R6 |

| 32 | VB41 | R6 | R6 | TA5 | B62 | R6 |
|----|------|------|------|------|------|------|
| 33 | ID3 | R6 | TA5 | B62 | PC6 | R6 |
| 34 | TA5 | B62 | R6 | R6 | BP4 | VB41 |
| 35 | VB41 | ID3 | R6 | TA5 | PC6 | PC6 |
| 36 | VB41 | R6 | BP4 | VB41 | B62 | R6 |
| 37 | VB41 | R6 | R6 | TA5 | B62 | PC6 |
| 38 | R6 | TA5 | B62 | R6 | TA5 | BP4 |
| 39 | R6 | TA5 | B62 | VB41 | R6 | P7 |
| 40 | R6 | R6 | BP4 | VB41 | R6 | BP4 |
| 41 | B62 | PC6 | BP4 | VB41 | ID3 | R6 |
| 42 | B62 | R6 | R6 | BP4 | VB41 | R6 |
| 43 | R6 | TA5 | B62 | PC6 | BP4 | P7 |
| 44 | VB41 | R6 | BP4 | TA5 | B62 | R6 |
| 45 | TA5 | BP4 | VB41 | R6 | P7 | ID3 |
| 46 | BP4 | VB41 | R6 | BP4 | TA5 | B62 |
| 47 | ID3 | R6 | PC6 | BP4 | VB41 | R6 |

| 48 | R6 | BP4 | VB41 | R6 | BP4 | TA5 |
|----|------|------|------|------|------|------|
| 49 | VB41 | R6 | P7 | TA5 | B62 | PC6 |
| 50 | B62 | VB41 | R6 | BP4 | VB41 | R6 |
| 51 | PC6 | BP4 | VB41 | R6 | R6 | TA5 |
| 52 | R6 | BP4 | TA5 | B62 | R6 | TA5 |
| 53 | PC6 | BP4 | VB41 | R6 | P7 | TA5 |
| 54 | B62 | R6 | PC6 | BP4 | VB41 | R6 |
| 55 | B62 | VB41 | R6 | P7 | ID3 | R6 |
| 56 | B62 | R6 | TA5 | B62 | VB41 | R6 |
| 57 | BP4 | VB41 | ID3 | R6 | TA5 | B62 |
| 58 | VB41 | R6 | BP4 | VB41 | R6 | R6 |
| 59 | ID3 | R6 | TA5 | BP4 | VB41 | R6 |
| 60 | VB41 | B62 | R6 | TA5 | B62 | R6 |

# Como tratar objetivamente com Vasos Maravilhosos e Ling Gui Ba Fa

Até aqui o leitor teve contato com o conhecimento básico acerca dos Vasos Extraordinários e das patologias associadas a eles. Mas, como utilizá-los de forma pragmática nos dias atuais? Como um iniciante na medicina chinesa pode utilizar os benefícios dos Vasos Maravilhosos sem o medo de errar?

Em primeiro lugar, vamos partir do conhecimento de que tais estruturas energéticas contidas e produtoras de circuitos amplamente irrigados e inteligentes. A quebra de mitos oriundos da ignorância é um passo primordial para se utilizar com excelência os Vasos Extraordinários e metodologias associadas a eles como Ling Gui Ba Fa.

---

A quebra de mitos oriundos da ignorância é um passo primordial para se utilizar com excelência os Vasos Extraordinários e metodologias associadas a eles como Ling Gui Ba Fa.

---

Em segundo lugar, a partir de um complexo passo de análise do seu paciente: como ele porta, como se descreve, do que se queixa e qual o seu objetivo com o tratamento da acupuntura. Pode parecer trivial, porém muitos pacientes não sabem das potencialidades da acupuntura como tratamento e por isso não sabem o que esperar. Como exemplo, muitos pensam que a acupuntura "só serve" para dor. E, sabemos que isso é fruto da pueril ignorância. Meu mestre, Dr Palden Carson, discípulo de Tung Ching-Chang (ou simplesmente Mestre Tung), me ensinou que a Acupuntura deve simples, fácil e eficaz, como o Mestre Tung ensinava, mas o Diagnóstico deve ser o mais complexo possível. Interessante que é exatamente isso que a 13ª Dificuldade do Clássico das Dificuldades aborda para incentivar ao estudante desta arte da cura em sempre buscar diagnósticos com excelência.

"*A escritura declara: O médico inferior conhece um sinal diagnóstico. O médico medíocre conhece dois sinais de diagnóstico; o médico superior conhece três sinais de diagnóstico. Ou seja, o artesão superior cura nove em cada dez pacientes; o artesão medíocre cura oito de cada vez pacientes; e o artesão inferior cura seis em cada dez pacientes.*"

13ª Dificuldade do
Clássico das Dificuldades

Em terceiro lugar, tenha em mente sempre como operar os fundamentos teóricos dos Vasos Extraordinários a partir dos padrões encontrados nos diagnósticos:

---

Suas perguntas sempre devem ser:

1. Qual a raiz da queixa principal do meu paciente?

2. *Este sinal diagnóstico me leva a entender por quais vias o qi patogênico percorre?*

3. *Consigo entender o caminho da doença?*

---

Muitos se preocupam com os pontos a escolher e, infelizmente, recorrem a protocolos vistos como milagrosos, um erro. O verdadeiro milagre está na busca incessante pela verdade que seu paciente vier a trazer ao seu consultório. Pontos são portais de ligação pelos quais o organismo se comunica com o meio exterior e consigo próprio. Sim, há uma metalinguagem e subestimamos nosso organismo em sua capacidade e programação de autorrecuperação. Por isso, recorremos a protocolos, sem ao menos buscar padrões diagnósticos.

A trilha pelo padrão diagnóstico deve ser gradual, resiliente e paciente. Deve ser gradual e por isso, Ling Gui Ba Fa pode ser uma alternativa segura em lançar mãos ao poder dos Vasos Extraordinários, sem o receio de trazer danos ao tratamento. Lembre-se sempre de que os Vasos não exaurem a essência! Uma vez que a clínica deve ser livre e responsável, o(a) prezado(a) poderia perfeitamente acionar o Ling Gui Ba Fa em conjunto com diversas linhas de acupuntura, como: Auriculoterapia, koryo Sooji Chim, YNSA, Punho-Tornozelo, Acupuntura Abdominal, MTC etc.

Vale ressaltar este ponto de extrema importância: não há obrigatoriedade em se utilizar somente um par de vasos. De acordo com o Dr Wang Ju-Yi, é possível utilizar, por exemplo:

1. Rèn Mai e Chong Mai através da ativação de seus pontos de comando, P7 e BP4 respectivamente. Nesse sentido, ele busca harmonizar a circulação de sangue em órgãos reprodutivos, como na regulação do fluxo menstrual.

2. Yin *Wéi* Mai (PC6) e Yin Qiao Mai (R6) concomitantemente na busca por sincronizar os sistemas nervosos simpático e parassimpático.

3. Yang *Wéi* Mai e Yang Qiao Mai com o objetivo de estimular a circulação yang há carência de integração entre canais. Nesse caso, usam-se, respectivamente, TA5 e B62.

4. Os pontos ID3 (Du Mai) e P7 (Rèn Mai) poderiam ser úteis para condições específicas, onde haja bloqueios simultâneos nas áreas ventral e dorsal.

Finalmente, seguindo os conselhos de Mestre Tung e Dr Palden Carson, deixo um outro conselho de Wu Jyh Cherng acerca do poder de síntese da Filosofia Taoísta em seu livro: Introdução ao Taoísmo, volume 1:

> *"Se conseguirmos ver as coisas mais pela sua essência, poderemos perceber que, apesar da aparência externa diferente, no fundo, todas as coisas têm um ponto de convergência."*
>
> Wu Jyh Cherng, Introdução ao Taoísmo, volume 1

# Resumos de Artigos científicos: Ling Gui Ba Fa

Tratamento de Acupuntura de Gastrite Superficial Crônica pelos Oito Métodos de Tartaruga Inteligente)

Zhao Caijiao et al, 2003

**Resumo:**

Com as manifestações clínicas e o volume de condução elétrica do ponto como os índices, os autores observaram os efeitos imediatos do tratamento com acupuntura na gastrite crônica superficial com os pontos selecionados de acordo com a data e hora estabelecidas por Ling Gui Ba Fa (法 龟 八 法 - Oito Métodos de Tartaruga Inteligente), que foi comparado com os efeitos no grupo controle tratado com os pontos selecionados de acordo com a diferenciação da síndrome. Uma maior taxa de melhora dos sintomas (P <0,01) e uma maior taxa de inversão do balanço do canal foram notados no primeiro (P <0,01), indicando que o Ling Gui Ba Fa pode dar melhores resultados terapêuticos.

## Resultados:

Verificou-se na presente pesquisa que as mudanças no volume de condução elétrica dos pontos Jing, como Yinbai (BP1) e Lidui (E45), e os oito pontos de confluência, como Gongsun (BP4) e Neiguan (PC6), estavam mais relacionados com a condição de gastrite superficial crônica. Antes do tratamento, entre os 40 casos, 98 pontos mostraram um volume desequilibrado de condução elétrica em ambos os lados, no qual 51 estavam envolvidos no grupo Ling Gui Ba Fa, e 47 estavam envolvidos no grupo de síndrome diferenciação, não apresentando diferença estatística (P>0,05). Após o tratamento, 45 dos 51 pontos no grupo Ling Gui Ba Fa e 31 dos 45 pontos no grupo síndrome-diferenciação foram invertidos para serem balanceados, mostrando diferenças estatisticamente significantes (P<0,01).

## Conclusão:

Os resultados do presente estudo demonstraram que a seleção do ponto de Ling Gui Ba Fa é superior à seleção do ponto de diferenciação da síndrome para o tratamento da gastrite superficial crônica, e comprovaram o importante papel desempenhado pelos oito pontos de confluência relacionados ao tempo.

# Estudo sobre Treinamento e Promoção do Ling Gui Ba Fa (Oito Métodos de Tartaruga Inteligente) no Tratamento da Gastrite Superficial Crônica

Fan Yu-shan et al, 2010

## Objetivo:

Analisar a eficácia do treinamento e da promoção da técnica de Ling Gui Ba Fa (Oito métodos de tartaruga inteligente) no tratamento da gastrite superficial crônica e discutir os principais fatores relacionados com a efetividade.

Métodos: As informações foram obtidas por tabela de aplicação de tecnologias apropriadas. Investigar estagiários e pacientes tratados com as tecnologias médicas com pesquisa por questionário.

Resultados: A taxa de aplicação de dois municípios foi de 100%. A cobertura de municípios e cidades foi de 100% e 69,05%, respectivamente. 63,18% dos estagiários poderiam dominar a habilidade. 83,37% dos estagiários acharam que as tecnologias eram fáceis de aplicar. 85,33% dos pacientes acharam que o efeito das tecnologias foi melhor que outros 85,46% dos participantes acharam que o custo era barato. 79,56% acharam que o tempo de tratamento foi encurtado.

Conclusão: O efeito de aplicação das tecnologias foi obtido e as tecnologias foram apreendidas pelos estagiários e aceitas pelos pacientes.

# Observação Terapêutica da Síndrome do Intestino Irritável com Diarréia predominantemente Tratada pela Acupuntura com Ling Gui Ba Fa

Xueqing LI et al, 2015

## Objetivo:

Observar a eficácia terapêutica da acupuntura com Ling Gui Ba Fa no tratamento da síndrome do intestino irritável com predomínio de diarreia (D-IBS).

Métodos: Sessenta pacientes D-IBS foram randomizados em um grupo de tratamento e um grupo controle, 30 cada. O grupo de tratamento foi interposto por acupuntura, selecionando pontos de acordo com Ling Gui Ba Fa acrescidos de Tianshu (E25) e Dachangshu (B25), enquanto o grupo controle foi pela administração oral de Brometo de Pinaverium. A eficácia terapêutica dos grupos foi comparada.

Resultados A taxa marcadamente efetiva e a taxa efetiva total foram respectivamente 80,0% e 93,3% no grupo de tratamento, contra 50,0% e 80,0% no grupo controle, e as diferenças foram estatisticamente significativas (P < 0,01, P < 0,05). As taxas efetivas totais de distensão abdominal, dor abdominal e diarreia foram, respectivamente,

93,3%, 86,7% e 93,3% no grupo de tratamento, contra 80,0%, 86,7% e 80,0% no grupo controle, e as diferenças intergrupos na comparação da taxa efetiva total para inchaço abdominal e diarreia foram estatisticamente significantes (P < 0,05).

Conclusão: Acupuntura majoritariamente com Ling Gui Ba Fa é um método eficaz no tratamento de D-IBS.

# Conclusão

Esse livro foi confeccionado para que novos estudantes de medicina chinesa, em especial acupuntura, e praticantes já experientes tivessem um olhar atualizado e principalmente pragmático dessa arte da Cura. Vivemos em um contexto social e profissional cada vez mais exigente quanto à nossa capacidade de termos a melhor relação custo-benefício de nossos trabalhos. É claro que essa relação muitas vezes se torna conflituosa quando nós tratamos de Saúde. Entretanto, o excesso de melindres e cacoetes que aprendemos ao longo de toda a nossa formação em Medicina Chinesa faz com que nós sejamos medrosos e inseguros em nossa prática.

Infelizmente, vale ressaltar que muitos instrutores, por ignorância passam adiante a informação de que o uso de Vasos Extraordinários depletam a essência. Um completo erro! Peça-lhe as referências. Isso acontece justamente por conta da falta do conhecimento que muitos professores não têm em passar adiante. Além disso, preparam um público cativo ao "reter" o conhecimento e criar reserva de mercado para eventuais cursos extraclasse. Do ponto de vista econômico e empreendedor, é um erro estratégico tremendo! Estudantes e praticantes comprometidos sempre buscam resultados acima da média e irão questionar o rendimento medíocre dos protocolos predefinidos que aprendeu como reserva de mercado. Eles já entenderam que cada paciente é único.


Sim, cada paciente é único,


Os conhecimentos ancestrais que são a base das teorias fundamentais da filosofia chinesa e medicina chinesa reúnem, em conjunto com conhecimentos atuais, a praticidade em relação às funções dos vasos extraordinários em nossa saúde.

A partir da leitura desse livro, você terá plenas condições de realizar um trabalho satisfatório e eficaz, que significa sem protocolos pré-definidos.

Você agora não mais será inseguro em sua prática clínica, pois tem a seu favor a própria história da medicina chinesa. Lembre-se sempre de que a saúde do seu humano é produto da interação de três fontes energéticas, três ambientes energéticos:

$$CÉU + HOMEM + TERRA = SAÚDE\ (HOMEOSTASE)$$

A saúde do homem é condicionada a partir da mudança das energias do Céu, a constante, porém previsível mudança energética do Universo. Outro componente é a qualidade de nossas refeições, colheita e preparo dos alimentos. Por fim, temos a qualidade e quantidade de nossos pensamentos, emoções e a nossa própria resposta aos outros fatores: Céu e Terra.

Ora, se a saúde é um somatório das energias do Céu, Terra e Homem, podemos trabalhar nessas três dimensões seguramente. O fluxo das energias do Céu pode auxiliar-nos ao tratamento de nossos pacientes. Todos nós, terapeutas ou pacientes, somos influenciados pelas constantes mudanças das energias do Céu. Cientes disso, podemos utilizar das mudanças do Céu a nosso favor, como um sistema de guarda-chuva terapêutico.

Nesse sentido, você, meu caro ou minha cara colega, pode agendar seus pacientes de acordo com o calendário dos vasos extraordinários. Tornar-se-ão cada vez mais possuidores do controle de seus tratamentos. Vocês terão independência de pensamento e segurança para atentar às idiossincrasias dos nossos pacientes.

Espero que tenha colaborado com o seu crescimento e ao estabelecimento de uma clínica em acupuntura cada vez mais dinâmica, efetiva e com qualidade acima da média. Que você seja seguro(a) para expectativas de acordo com o capítulo 13 do clássico da dificuldade.

Finalmente, este livro não é para que você não busque a qualificação em diagnósticos, que devem ser complexos e objetivos. Este livro é, sim, para que você não seja medroso(a) ou omisso(a) em buscar a qualificação para não serem abordados e, às vezes, até assediados por protocolos pré-definidos em acupuntura. É o pontapé inicial à liberdade.

Um grande abraço e contem comigo.

# Bibliografia Sugerida


- Nan-Ching - O Clássico das Dificuldades, Paul Ulrich Unschuld - Editora        ROCA

- Princípios de Medicina Interna do Imperador Amarelo Editora: Ícone; Edição: 1ª

- The Channels of Acupuncture: Clinical Use of the Secondary Channels and Eight Extraordinary Vessels 1st Edition, Maciocia CAc (Nanjing), Giovanni Editora: Churchill Livingstone; 1 edition

- Eight Extraordinary Channels - qi Jing Ba Mai: A Handbook for Clinical Practice and Nei Dan Inner Meditation 1st Edition, David Twicken - Editora: Singing Dragon; 1 edition

- Hara Diagnosis: Reflections on the Sea, Kiiko Matsumoto; Stephen J. Birch Editora: Paradigm Publications

- Vasos Maravilhosos & Cronoacupuntura, Tetsuo Inada - Editora: Roca

- Extraordinary Vessels, 1st Edition, Kiiko Matsumoto Editora: Paradigm Pubns

- Extraordinary Chinese Medicine 1st Edition, Thomas Richardson - Editora: Singing Dragon

- Iniciação ao Taoísmo - Vol I - Cherng,Wu Jyh - Editora: Mauad

- Iniciação ao Taoísmo - Vol II - Cherng,Wu Jyh - Editora: Mauad

- Applied channel theory in Chinese Medicine - Wang Ju-Yi's lectures on Channel Therapeutics. Wang Ju-Yi e Jason D. Robertson - Editora: Eastland Press/ Seattle

- Petros C. Benias, Rebecca G. Wells, Bridget Sackey-Aboagye, Heather Klavan, Jason Reidy, DarenBuonocore, Markus Miranda, Susan Kornacki, Michael Wayne, David L. Carr-Locke & Neil D. Theise - *Structure and Distribution of an Unrecognized Interstitium in Human Tissues, Scientific Reports* volume 8, 4947 (2018)

www.ingramcontent.com/pod-product-compliance
Lightning Source LLC
Chambersburg PA
CBHW031239250726
48655CB00005B/2026